Patrick Muijsers

«Wir verstehen uns ... oder?»

Verlag Hans Huber
Programmbereich Gesundheit

Bücher aus verwandten Sachgebieten

Kosmetik
Martini/Chivot/Peyrefitte
Lehrbuch Kosmetik
2001. ISBN 3-456-83319-9

Peyrefitte
Lehrbuch Anatomie und Physiologie für Kosmetikerinnen
2001. ISBN 3-456-83266-4

Peyrefitte
Lehrbuch Anatomie und Physiologie der Haut für Kosmetikerinnen
2001. ISBN 3-456-83267-2

Neue Körpertherapien
Nathan
Berührung und Gefühl in der manuellen Therapie
2001. 3-456-83408-X

Steinmüller/Schaefer/Fortwängler
Gesundheit - Lernen - Kreativität
Alexander-Technik, Eutonie
Gerda Alexander und Feldenkrais als Methoden zur Gestaltung somatischer Lernprozesse
2001. ISBN 3-456-83212-5

Todd
Der Körper denkt mit
Anatomie als Ausdruck dynamischer Kräfte
2001. ISBN 3-456-83563-9

Hebammenpraxis
Enkin/Keirse/Renfrew/Neilson
Effektive Betreuung während Schwangerschaft und Geburt
Handbuch für Hebammen und Geburtshelfer
1998. ISBN 3-456-83273-7

Pflege
Arets/Obex/Vaessen/Wagner
Professionelle Pflege 1
Theoretische und praktische Grundlagen
3. Auflage
1999. ISBN 3-456-83292-3

Arets/Obex/Ortmans/Wagner
Professionelle Pflege 2
Fähigkeiten und Fertigkeiten
1999. ISBN 3-456-83075-0

Kinderkrankenpflege
Holoch/Gehrke/Knigge-Demal/Zoller (Hrsg.)
Lehrbuch Kinderkrankenpflege
1999. ISBN 3-456-83179-X

Grundlagen
Böckmann et al.
Fortpflanzung, Geburtshilfe und Gynäkologie
1996. ISBN 3-456-83063-7

Buseck
Arzneimittellehre für die Krankenpflege
2002. ISBN 3-456-83257-5

de Fockert et al.
Grundlagen der Entstehung und Erkennung von Krankheiten
1995. ISBN 3-456-83061-0

Georg/Frowein (Hrsg.)
PflegeLexikon (Buch und CD-ROM)
2. Auflage
2001. ISBN 3-456-83559-0

Grégoire/Lamers/Schaub
Anatomie und Physiologie
1994. ISBN 3-456-83060-2

Guignard/Meerwein
Krankheitslehre für die medizinische Praxisassistenz
8., überarb. Auflage
2000. ISBN 3-456-83507-8

Hafner/Meier
Geriatrische Krankheitslehre
Teil I: Psychiatrische und neurologische Syndrome
3., vollst. überarb. u. erw. Auflage
1998. ISBN 3-456-83000-9

Hafner/Meier
Geriatrische Krankheitslehre
Teil II: Allgemeine Krankheitslehre und somatogene Syndrome
2., vollst. überarb. u. erw. Auflage
2000. ISBN 3-456-83167-6

Hülshoff
Das Gehirn
Funktionen und Funktionseinbußen
2., überarb. u. erw. Auflage
2000. ISBN 3-456-83433-0

van Kaathoven et al.
Die Ernährung Gesunder und Kranker
1995. ISBN 3-456-83062-9

Meyer (Hrsg.)
Allgemeine Krankheitslehre kompakt
9. Auflage
2000. ISBN 3-456-83482-9

Müller-Lobeck
Arzneimittellehre für die Altenpflege
2002. ISBN 3-456-83321-0

Niven/Robinson
Psychologie für Pflegende
2001. ISBN 3-456-82966-3

Pflegeberatung
Koch-Straube
Beratung in der Pflege
2002. ISBN 3-456-83626-0

Lamparter-Lang (Hrsg.)
Patientenschulung bei chronischen Erkrankungen
1997. ISBN 3-456-82831-4

Norwood
Pflege-Consulting
Handbuch zur Organisations- und Gruppenberatung in der Pflege
2001. ISBN 3-456-83452-7

Weakland/Herr
Beratung älterer Menschen und ihrer Familien
2. Auflage
1988. ISBN 3-456-81750-9

Weinhold
Kommunikation zwischen Patienten und Pflegepersonal
1997. ISBN 3-456-82842-X

Pflegepraxis
Aguilera
Krisenintervention
2000. ISBN 3-456-83255-9

Duxbury
Umgang mit «schwierigen» Klienten – leicht gemacht
2001. ISBN 3-456-83595-7

Gehring/Kean/Hackmann/Büscher
Familienbezogene Pflege
2001. ISBN 3-456-83590-6

Kitwood
Demenz
Der person-zentrierte Ansatz im Umgang mit verwirrten Menschen
2000. ISBN 3-456-83435-7

Koch-Straube
Fremde Welt Pflegeheim
1997. ISBN 3-456-82775-X

Maisonneuve
Pflege ist die beste Medizin
2000. ISBN 3-456-83318-0

Meincke (Hrsg.)
ClownSprechstunde
2000. ISBN 3-456-83394-6

Morof Lubkin/Larsen
Chronisch Kranksein
Implikationen und Interventionen
2001. ISBN 3-456-83349-0

Regouin
Berichten, Rapportieren, Dokumentieren
2000. ISBN 3-456-83327-X

Sachweh
«Noch ein Löffelchen?»
Effektive Kommunikation in der Altenpflege
2001. ISBN 3-456-83588-4

Weitere Informationen über unsere Neuerscheinungen finden Sie im Internet unter: http://verlag.hanshuber.com oder per E-Mail an: verlag@hanshuber.com.

Patrick Muijsers

«Wir verstehen uns ... oder?»

Gesprächskultur für Gesundheitsberufe

Verlag Hans Huber
Bern · Göttingen · Toronto · Seattle

Patrick Muijsers. Lehrer für Pflege, Lehrer für Pädagogik des II. Grades

Die Deutsche Bibliothek – CIP Einheitsaufnahme

Muijsers, Patrick:
«Wir verstehen uns ... oder?»: Gesprächskultur für Gesundheitsberufe/
Patrick Muijsers. – 1. Aufl.
Bern; Göttingen; Toronto; Seattle: Huber, 2001
(Verlag Hans Huber, Programmbereich Gesundheit)
ISBN 3-456-83653-8

© 2001 by Verlag Hans Huber, Bern

Anregungen und Zuschriften an:
Verlag Hans Huber
Lektorat: Pflege
z.Hd.: Jürgen Georg
Länggass-Strasse 76
CH-3000 Bern 9
Tel: 0041 (0)31 300 45 00
Fax: 0041 (0)31 300 45 93
E-Mail: georg@hanshuber.com

Lektorat: Jürgen Georg
Bearbeitung: Rudolf Müller, Kelkheim
Herstellung: Kurt Thönnes die Werkstatt,
Liebefeld-Bern
Illustration: Elmar Frink, Waldbrunn-Fussingen
Titelillustration: Harald Schröder, Wiesbaden
Design-Büro, Wiesbaden
Satz: Sbicca & Raach, Lugano
Druck und buchbinderische Verarbeitung:
Hubert & Co, Göttingen
Printed in Germany

Die Verfasser haben größte Mühe darauf verwandt, dass die therapeutischen Angaben insbesondere von Medikamenten, ihre Dosierungen und Applikationen dem jeweiligen Wissensstand bei der Fertigstellung des Werkes entsprechen.
Da jedoch die Pflege und Medizin als Wissenschaft ständig im Fluss sind, da menschliche Irrtümer und Druckfehler nie völlig auszuschließen sind, übernimmt der Verlag für derartige Angaben keine Gewähr. Jeder Anwender ist daher dringend aufgefordert, alle Angaben in eigener Verantwortung auf ihre Richtigkeit zu überprüfen.

Die Wiedergabe von Gebrauchsnamen, Handelsnamen oder Warenbezeichnungen in diesem Werk berechtigt auch ohne besondere Kennzeichnung nicht zu der Annahme, dass solche Namen im Sinne der Warenzeichen-Markenschutz-Gesetzgebung als frei zu betrachten wären und daher von jedermann benutzt werden dürfen.

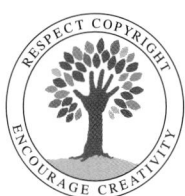

Dieses Werk, einschließlich aller seiner Teile, ist urheberrechtlich geschützt. Jede Verwertung außerhalb der engen Grenzen des Urheberrechtes ist ohne Zustimmung des Verlages unzulässig und strafbar. Das gilt insbesondere für Vervielfältigungen, Übersetzungen, Mikroverfilmungen sowie die Einspeicherung und Verarbeitung in elektronischen Systemen.

Vorwort

Es gibt sicher kaum etwas über Kommunikationstheorie und Kommunikationspsychologie, das von Kommunikationsexperten nicht bereits geschrieben wurde. Diesen Ausführungen habe ich nichts hinzuzufügen. Neue kommunikationstheoretische Gesichtspunkte werden Sie deshalb in diesem Buch nicht finden.

Im Hinblick auf die Kommunikationspraxis jedoch liegt meiner Auffassung nach noch vieles im Argen. Vielleicht sehen wir Kommunikation als etwas an, das gewissermaßen außerhalb von uns selbst liegt und mit uns als Menschen wenig zu tun hat. Das Kommunizieren wird, wie ich denke, viel zu stark aus der Distanz betrachtet: als das streng Sachliche und Vorurteilslose, als etwas rein Gegenstandsbezogenes, als das Sich-Befreien von subjektiven Einflüssen. Vielleicht neigen wir dazu, Kommunikation in erster Linie unter Aspekten der Objektivität zu sehen: Informationen werden ausgetauscht und Sachverhalte beschrieben.

Für mich jedoch ist kommunikative Praxis eine Gratwanderung zwischen Subjektivität und Objektivität. Denn Kommunizieren ist Teil des Menschseins, es ist im Menschen angelegt und damit Teil seines ureigenen Wesens.

Ich erhoffe mir eine Kommunikationskultur, in der sich sowohl das Objektive als auch das «Menschliche» widerspiegelt, vor allem aber die enorme Flexibilität des Systems Mensch – des Menschen als lebendes, offenes, dynamisches und aktives System, das über eine immense Bandbreite von Verhaltensmöglichkeiten verfügt und mit anderen Systemen im Austausch steht.

Dieses Buch wendet sich an alle, die betreuerisch oder beratend tätig sind. Es soll das Verständnis von Kommunikation als objektiven Informationsaustausch um einige lebenspraktische Aspekte bereichern und helfen, die zuweilen vorhandene Theorielastigkeit (oder Theorielästigkeit?) dieser Auffassung zu überwinden, den damit verbundenen Erkenntnissen Frische zu verleihen und sie in kreativer Weise praktikabel zu machen.

Im ersten Teil des Buches werden jene Fertigkeiten besprochen, die wir im kommunikativen Umgang mit anderen benötigen. Im zweiten Teil geht es detailliert um explorative Fertigkeiten im Bereich der Beratung und Hilfeleistung.

Ich hoffe, dass meine Gedanken, Anregungen und Überlegungen Sie bei der Praktizierung des Verstehens und Verstandenwerdens ermutigen und manchmal auch ein wenig «bremsen». Wir verstehen uns ... oder?

Dazu wünsche ich gutes Gelingen!

Ottenbach, im Juni 2001 *Patrick Muijsers*

Inhaltsverzeichnis

Teil 1. Fertigkeiten 11

Einleitung 12

Kapitel 1. Wahrnehmen und Interpretieren 15
1.1 Bedeutung 17
1.2 Einflussfaktoren auf Wahrnehmungs- und Interpretationsprozesse ... 19
1.2.1 Situationsbedingte Faktoren 19
1.2.2 Faktoren auf Seiten des Senders 21
1.2.3 Faktoren auf Seiten des Empfängers 23
1.3 Fehlerquellen 25
1.4 Vermeidung von Wahrnehmungs- und Interpretationsfehlern 28
Diskussionsfragen 28
Übung 28
Aufgaben 29

Kapitel 2. Nonverbales Verhalten 31
2.1 Bedeutung 33
2.2 Funktionen 35
2.3 Aspekte 37
Diskussionsfragen 42
Übung 42
Aufgaben 43

Kapitel 3. Zuhören und Hörverhalten 45
3.1 Bedeutung 46
3.2 Grundprinzipien 47
3.3 Gutes Hörverhalten 48
3.4 Fehlerquellen 52
Diskussionsfragen 54
Übung 54
Aufgaben 56

Kapitel 4. Zusammenfassen 57
4.1 Bedeutung 59
4.2 Funktionen 59
4.3 Formen der Wiedergabe 62

4.4 Zusammenfassen	64
4.5 Fehlerquellen	66
Diskussionsfragen	66
Übung	66
Aufgaben	67

Kapitel 5. Fragen stellen ... 69
5.1 Bedeutung ... 70
5.2 Funktionen ... 71
5.3 Fragetypen ... 75
5.4 Nachfragen in Abhängigkeit von der Antwort ... 77
5.5 Evaluationskriterien für Antworten ... 78
Diskussionsfragen ... 80
Übung ... 80
Aufgaben ... 81

Kapitel 6. Konkretisieren ... 83
6.1 Bedeutung ... 85
6.2 Funktionen ... 86
6.3 Was und wie konkretisieren? ... 88
6.4 Fehlerquellen ... 92
Diskussionsfragen ... 95
Übung ... 95
Aufgaben ... 95

Kapitel 7. Äußern und Erfragen von Meinungen ... 97
7.1 Äußern der eigenen Meinung ... 98
7.1.1 Bedeutung ... 98
7.1.2 Aspekte der Meinungsäußerung ... 100
7.2 Erfragen von Meinungen ... 104
7.2.1 Bedeutung ... 105
7.2.2 Klärung von Meinungen ... 106
7.2.3 Fehlerquellen ... 107
Diskussionsfragen ... 108
Übungen ... 108
Aufgabe ... 109

Kapitel 8. Äußern und Erfragen von Gefühlen ... 111
8.1. Äußern von Gefühlen ... 112
8.1.1 Bedeutung ... 113
8.1.2 Aspekte der Gefühlsäußerung ... 114

8.2. Erfragen von Gefühlen ... 115
8.2.1 Klärung von Gefühlen ... 116
8.2.2. Fehlerquellen ... 117
Diskussionsfragen ... 118
Übung ... 118
Aufgaben ... 119

Kapitel 9. Feedback geben und empfangen ... 121
9.1 Bedeutung ... 123
9.2 Regeln für das Geben von Feedback ... 126
9.3 Regeln für das Empfangen von Feedback ... 129
Diskussionsfragen ... 131
Übung ... 132
Aufgaben ... 133

Kapitel 10. Assertives Reagieren ... 135
10.1 Bedeutung ... 137
10.2 Situationsbedingte Hemmnisse für assertives Reagieren ... 139
10.3 Ursachen für nicht-assertives Verhalten ... 141
10.4 Merkmale assertiven Verhaltens ... 143
Diskussionsfragen ... 143
Übung ... 143
Aufgaben ... 143

Teil 2. Exploration von Problemsituationen ... 145

Einleitung ... 146

Kapitel 11. Rekonstruktion der Problemsituation ... 149
11.1 Situationsgebundenheit von Verhalten ... 151
11.2 Situationsbestimmende Elemente ... 151
11.3 Zentrale Gesichtspunkte bei der Rekonstruktion
von Problemsituationen ... 157
Diskussionsfragen ... 161

Kapitel 12. Lokalisieren und Verstehen von Problemfaktoren ... 163
12.1 Einleitung des Gesprächs ... 166
12.2 Ansprechen der Problematik ... 167
12.3 Rekonstruktion exemplarischer Situationen ... 168
12.4 Lokalisierung problemverursachender Faktoren ... 169

12.5 Verstehen problemverursachender Faktoren 172
12.6 Abschließen der Explorationsphase 175
Diskussionsfragen 176

Kapitel 13. Techniken direktiven Charakters 177
13.1 Konfrontation 178
13.2 Direktheit 180
13.3 Selbstoffenbarung 181
13.4 Reflexion 182
13.5 Akzentuierung 183
13.6 Vorlegen von Interpretationen 184
Diskussionsfragen 185

Kapitel 14. Personalisierung 187
14.1 Personalisierung von Erfahrungen 189
14.2 Personalisierung von Problemen 189
14.3 Personalisierung von Gefühlen 190
14.4 Personalisierung von Zielen 190
Diskussionsfragen 191

Quellenverzeichnis 193

Sachwortverzeichnis 195

Im vorliegenden Buch wird aus Gründen der besseren Lesbarkeit die männliche Form verwendet. Selbstverständlich soll damit keine Abwertung des weiblichen Geschlechts zum Ausdruck kommen.

Teil 1.
Fertigkeiten

Einleitung

Der Umgang mit Menschen findet tagtäglich statt. Zu Hause, in der Schule, in der Freizeit, am Arbeitsplatz, immer haben wir mit Menschen zu tun. Wir schauen Menschen an, hören ihnen zu und reagieren, oft ohne genau darüber nachzudenken. Jeder von uns hat seine persönliche Weise entwickelt, mit anderen umzugehen, und dabei kommen ureigene Vorzügen und Besonderheiten zum Tragen. Deshalb verstehen wir uns mit bestimmten Personen besser als mit anderen. Es gibt Menschen, mit denen wir besser reden können, die wir außerdem besser verstehen und denen wir uns stärker verbunden fühlen. Im privaten Kontakt haben wir die Wahl, mit wem wir sprechen und wie wir uns verhalten.

Im Berufsleben ist diese Wahl jedoch eingeschränkt.

Der berufsmäßige Umgang mit Menschen verlangt Sorgfalt und Gewissenhaftigkeit. Um aber sorgfältig und gewissenhaft helfen und beraten zu können, muss man

- in vertrauensvoller Beziehung zum Anderen stehen
- den Anderen verstehen können
- dem Gegenüber helfen, sich selbst und die eigene Situation zu verstehen
- zusammen nach Lösungen suchen und die geeignetste davon auswählen
- sich seiner selbst gewahr sein und
- im kommunikativen Kontakt als Vorbild wirken.

Die zehn im ersten Teil dieses Buches angesprochenen Fertigkeiten sind in drei Gruppen geordnet. Dieser Aufteilung liegt der Gedanke zugrunde, dass die Betei-

Observieren	1. Wahrnehmen und Interpretieren 2. Sich nonverbal verhalten 3. Zuhören
Explorieren	4. Zusammenfassen 5. Fragen stellen 6. Konkretisieren 7. Nach Meinungen fragen/Meinungen äußern 8. Nach Gefühlen fragen/Gefühle äußern
Reagieren	9. Feedback geben/bekommen 10. Assertiv reagieren

Abbildung 1-1: Fertigkeiten

ligten eine zunehmend aktivere Haltung einnehmen und der Komplexitätsgrad der Fertigkeiten wächst. **Abbildung 1-1** zeigt einen Überblick.

Jeder dieser Fertigkeiten ist ein Kapitel gewidmet. Dabei werden jeweils die Funktionen, die Schwerpunkte und die möglichen Fehlerquellen der betreffenden Technik betrachtet, und zwar so praxisbezogen wie möglich. Die erläuternden Fallbeispiele sind allgemeiner Natur und können auf ähnliche Situationen ausgeweitet werden.

Ergänzend dazu finden sich einige Diskussionsfragen, Aufgaben und Übungen, die als Anregung dienen sollen, die besprochenen Techniken umzusetzen und zu praktizieren.

Viel Spaß!

Kapitel 1.
Wahrnehmen und Interpretieren

Fallbeispiel
Eine Patientin sitzt im Wartezimmer ihres Hausarztes. Sie hat einen Termin um 10.15 Uhr, mittlerweile ist es aber bereits 10.30 Uhr. Sie wendet sich an die Sprechstundenassistentin: «Bin ich noch nicht an der Reihe?» Die Assistentin musste an diesem Morgen bereits dreimal die gleiche Beschwerde entgegennehmen und pflichtbewusst leitete sie sie jedes Mal an den Arzt weiter. Der aber sagte ihr, sie solle ihn nicht mit solchen Kleinigkeiten belästigen, die Patienten müssten eben etwas Geduld haben. Nun steht die Sprechstundenassistentin erneut vor dieser Situation und denkt: «Schon wieder so eine!»

Etwas gereizt sagt sie: «Bitte bleiben Sie ruhig und haben Sie Geduld, auch Sie kommen noch dran.»

Die Patientin aber denkt: «Wieder so ein junges Ding, das meint, sich alles herausnehmen zu können» und sagt: «Sie müssen mich nicht wie ein kleines Kind behandeln, Termin ist Termin. Sagen Sie dem Arzt, dass ich ein anderes Mal wiederkomme.» Daraufhin verlässt die Patientin die Praxis.

Derartige Situationen kommen leider häufig vor. Was ist hier eigentlich passiert?

Anstatt die Patientin zu fragen, ob es ihr unangenehm sei, noch einen Moment zu warten, nimmt die Assistentin wie selbstverständlich an, dass sie ungeduldig ist. Diese Interpretation kommt aufgrund ihrer vorhergehenden Erfahrungen mit den drei anderen Patienten zustande. Die Assistentin geht der neuen Situation nicht auf den Grund und ist daher voreingenommen. Denn die Patientin wollte mit ihrer Frage auf etwas anderes hinaus: Sie hat nämlich jemand bestellt, um daheim auf die Kinder aufzupassen. Diese Person muss um 10.45 Uhr wieder gehen, und die Patientin fühlt sich stark unter Druck gesetzt. Sie wollte kurz mal zu Hause anrufen, um Bescheid zu sagen, dass sie etwas später kommt, und deshalb wollte sie von der Assistentin wissen, wie lange sie noch warten muss. Aber auch die Patientin interpretiert die Reaktion der Assistentin auf ihre Weise, sie ist ebenfalls gereizt und voreingenommen. Ihre Interpretation erfolgt auf der Basis eines Vorurteils gegenüber der Jugend, die sich ihrer Meinung nach heutzutage alles herausnehmen kann. Aus all diesen Gründen verschwindet das, was die Patientin eigentlich sagen und erfahren wollte im «Nebel der Voreingenommenheit», und auch das «kurz mal anrufen» geht verloren.

Unsere Wahrnehmung wird immer gefärbt; wir entwickeln Gedanken zu dem, was wir wahrnehmen, und urteilen häufig darüber. Wir interpretieren die uns umgebende Wirklichkeit und stimmen unser Verhalten auf die Interpretation ab. Doch wie wirklich ist diese Wirklichkeit?

Das Beispiel zeigt, dass leicht Fehler gemacht werden können, wenn wir miteinander kommunizieren. Die Situation nahm einen ganz anderen Verlauf als es der Fall gewesen wäre, wenn die beiden gewusst hätten, warum die Andere sich so und nicht anders verhält.

In diesem Kapitel werden wir die Faktoren, die unsere Wahrnehmung beeinflussen, genauer betrachten – bei uns selbst, bei anderen und in diversen Situationen. Wir werden Fehlerquellen und Alternativen diskutieren. Das Wichtigste dabei ist aber, die Vorläufigkeit von Interpretationen zu akzeptieren und zu überprüfen, ob sie stimmen.

1.1 Bedeutung

Wann immer wir mit jemandem in Kontakt treten, gewinnen wir einen ersten Eindruck von ihm. Er erscheint uns zum Beispiel sympathisch, unsicher, nervös, eigenartig usw. Oft erkennen wir nicht, dass es sich dabei um die bloße Zuschreibung von Eigenschaften handelt. Denn die Eigenschaften selbst kann man nicht direkt sehen und wahrnehmen, sie werden jedoch aus dem Verhalten des Anderen oder aus dem, was man an und in ihm sieht, abgeleitet; es handelt sich um Interpretationen. *Wir verleihen dem Wahrgenommenen Sinn, statten es mit subjektivem Gehalt aus.* Wir reagieren also nicht darauf, wie jemand im objektiven Sinn ist, sondern darauf, *wie uns* jemand *erscheint:* Unser Verhalten wird geleitet durch die Interpretation unserer Wahrnehmungen.

Wenn Sie einem Menschen begegnen, kann der Verlauf dieser Begegnung folgendermaßen dargestellt werden:

- Der Andere weist bestimmte Merkmale und Verhaltensweisen auf
- Sie nehmen diese Merkmale oder Verhaltensweisen wahr
- Sie interpretieren Ihre Wahrnehmungen
- Sie reagieren in Abhängigkeit von Ihren Interpretationen
- Der Andere nimmt Sie und Ihre Reaktionen wahr
- Der Andere interpretiert Ihre Merkmale und Reaktionen
- Der Andere reagiert gemäß seinen Interpretationen
- Sie nehmen die Reaktionen des Anderen wahr, interpretieren sie usw.

Das aber ist nichts anderes als ... Kommunikation!

Unter Kommunikation verstehen wir einen fortlaufenden Prozess, bei dem zwei oder mehrere Personen Informationen austauschen und dabei wechselseitig aufeinander reagieren.

Denjenigen, der spricht oder auf andere Art Informationen gibt, nennen wir den Sender. Denjenigen, an den sich die Informationen richten, nennen wir den Empfänger. Was der Sender dem Empfänger mitteilen möchte, nennen wir die

Nachricht oder die Botschaft. Sender und Empfänger handeln im Kontext der Situation, in der sie sich befinden, und auch die Botschaft wird davon beeinflusst.

In **Abbildung 1-2** sind die Elemente des Kommunikationsprozesses wiedergegeben. Sender und Empfänger wechseln ständig die Rolle; der Sender wird zum Empfänger, der Empfänger zum Sender. Denken Sie beispielsweise an ein Telefonat, bei dem sich diese Rollen während des Gespräches wechselseitig vermischen; oder an eine Situation, in der Sie jemandem zuhören, nicht mit ihm übereinstimmen und den Kopf schütteln. Sie sind Sender und Empfänger in einem. Auch der Andere hat gleichzeitig beide Rollen inne. Genauso wie Sie das bei ihm tun, nimmt er während des Gesprächs Ihr nonverbales Begleitverhalten wahr und reagiert darauf.

In Abbildung 1-2 wurde der Stellenwert von Wahrnehmung und Interpretation gewichtet. Beide stehen stets im Vordergrund; sie bestimmen, welche Reaktion der Andere wählt und welche Nachricht wir selbst senden werden.

Unser Verhalten wird größtenteils von unseren Wahrnehmungen und Interpretationen bestimmt, und deshalb können Wahrnehmungs- und Interpretationsfehler auch massive Kommunikationsstörungen verursachen. Dabei entsteht eine Diskrepanz zwischen Absicht und Auswirkung.

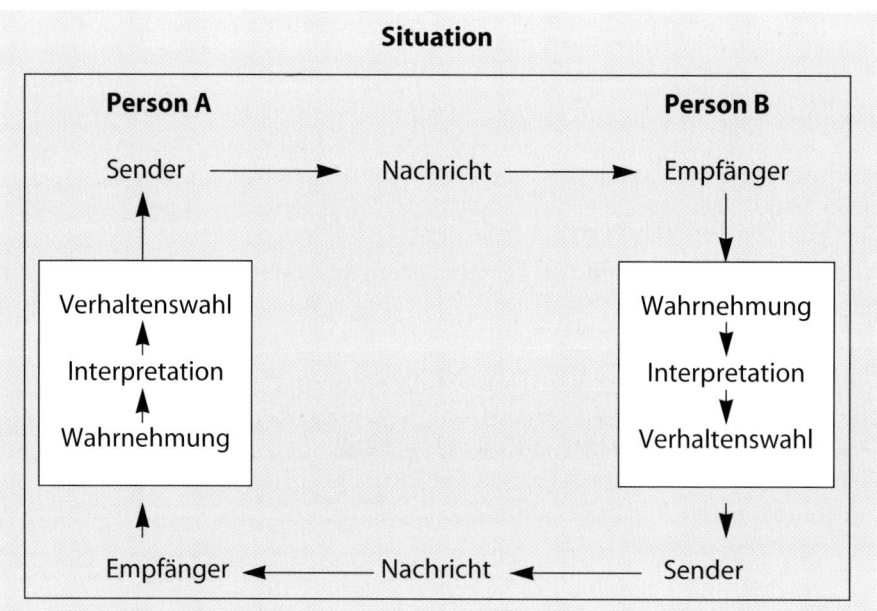

Abbildung 1-2: Verlauf von Kommunikationsprozessen

Kehren wir noch einmal zum Beispiel am Anfang dieses Kapitels zurück: Die Assistentin irrte sich bezüglich der Absicht, die hinter der Frage der Patientin stand. Daraufhin täuschte sich die Patientin bezüglich der Absicht, die hinter der Reaktion der Assistentin stand. Um solche Störungen zu vermeiden ist es von Bedeutung, dass wir uns vergegenwärtigen, durch welche Faktoren Wahrnehmung und Interpretation geformt werden, und dass dabei leicht Fehler vorkommen.

1.2 Einflussfaktoren auf Wahrnehmungs- und Interpretationsprozesse

In diesem Abschnitt werden wir jene Faktoren genauer betrachten, die Wahrnehmung und Interpretation beeinflussen.
Wir unterscheiden dabei:

- Situationsbedingte Faktoren
- Faktoren auf Seiten des Senders
- Faktoren auf Seiten des Empfängers.

1.2.1 Situationsbedingte Faktoren

Mit Situation ist der Gesamtkontext gemeint, in dem kommuniziert wird – also nicht nur die physische Umgebung, sondern die Gesamtheit der äußeren Bedingungen, unter denen wahrgenommen und interpretiert wird und die häufig Störungen verursachen.

Äußere Umgebung

Allein aus der physischen Umgebung können Störungen kommen, die das Senden und Empfangen erschweren. Denken Sie beispielsweise an Verkehrslärm, schlechte Akustik, ein klingelndes Handy – all das kann zu erheblichen Ablenkungen führen.

Anwesenheit von Drittpersonen

Können Drittpersonen mithören, fühlt man sich häufig nicht frei genug, ein Gespräch zu beginnen oder zu führen. Das Problem ist weniger gravierend, wenn sich die Kommunikationspartner über die Einschränkungen im Klaren sind. Schwieriger wird es allerdings, wenn dies nicht der Fall ist. Denn dann können Missverständnisse entstehen, weil die Interpretation des einen («Er sagt, was er denkt!») nicht mit der Interpretation des anderen («Ich kann jetzt nicht alles sagen!») übereinstimmt. Je persönlicher ein Gesprächsthema ist, desto mehr Gewicht besitzt dieser Faktor. Auch der Status des Mithörenden spielt eine Rolle. Handelt es sich um einen Dozenten, kann dies bedrohlicher wirken als bei einem Studenten.

Zeitdruck

Immer wenn wir Informationen unter Zeitdruck aufnehmen müssen, wird es schwierig, zwischen Hauptsache und Nebensächlichkeiten zu unterscheiden. Auch Ermüdung ist in diesem Zusammenhang von Bedeutung, denn die Qualität der Wahrnehmung wird dadurch erheblich beeinträchtigt. Es ist sehr wichtig, die bisher erwähnten Störfaktoren zu erkennen. Unerwünschte Auswirkungen können aber vermieden werden, wenn wir bewusst damit umgehen und sie beim Führen von Gesprächen berücksichtigen bzw. entsprechend reagieren.

Prägnanz

Neben den bereits angesprochenen Faktoren gibt es noch eine Reihe anderer Umstände, die unsere Wahrnehmung beeinflussen. Es handelt sich dabei um situationsbedingte Aspekte, die unsere Aufmerksamkeit auf sich ziehen und bestimmten Elementen der Situation eine spezielle Bedeutung verleihen. Diese Faktoren werden unter dem Begriff Prägnanz zusammengefasst; sie steuern unsere Wahrnehmung und richten sie aus. Dazu gehören:

Veränderung/Bewegung
Beobachtet man eine Gruppe von Menschen, in der sich nur einer bewegt, richtet sich unser Blick wie von selbst auf ihn.

Abweichung
Weicht jemand zum Beispiel in Kleidung oder Frisur von den anderen ab, wird das sofort registriert.

Verhaltenswiederholung
Stellt jemand ein Mal eine Frage, fällt das nicht auf; tut er es jedoch immer wieder, nimmt man sein Verhalten als «Muster» wahr.

Intensität
Oft werden bestimmte Wörter oder Sätze, die für das Verstehen einer Nachricht wichtig sind, mit erhöhtem Nachdruck oder besonderer Betonung ausgesprochen. Auf diese Weise wird es einem Empfänger leichter gemacht, ihre spezielle Bedeutung zu erkennen.

Insbesondere in der Werbung werden Prägnanzfaktoren oft geschickt genutzt. Achten Sie einmal darauf, wie man versucht, Ihre Aufmerksamkeit auf ein Produkt zu lenken und mit welchen Mitteln man Sie zum Kern der Nachricht (der Attraktivität des Produktes) führt. Der Sender (der Werber) richtet die Situation so ein, dass Wahrnehmung und Interpretation so gesteuert werden, wie er es haben will.

1.2.2 Faktoren auf Seiten des Senders

Es gibt verschiedene Faktoren, die dafür sorgen können, dass die Nachricht schon vom Sender selbst verzerrt wird. Dann wird es doppelt schwierig für den Empfänger, die Bedeutung der Nachricht zu verstehen.

Zurückhalten von Informationen

Nehmen wir an, jemand beantwortet eine Frage zwar, möchte aber nicht alles sagen, was dabei von Belang ist. In diesem Fall wird der Betreffende versuchen, die Klippe «kommunikativ zu umschiffen» und dabei hoffen, dass der Empfänger das Gefühl hat, eine vollständige Antwort bekommen zu haben. Der Sender kann dies tun, indem er überflüssige Details anspricht und den Schwerpunkt damit verdeckt. Er kann aber auch eine unvollständige oder verwaschene Antwort geben. Möglicherweise wird der Empfänger dadurch auf einen falschen Weg gebracht.

Unklare Botschaften

Nicht immer haben Sie eine klare Antwort vor Augen, wenn Sie etwas gefragt werden. Zum Beispiel gibt es Fragen, über die Sie sich noch nie Gedanken gemacht oder zu denen Sie sich keine Meinung gebildet haben. Versuchen Sie in solchen

Fällen aber, die Frage trotzdem zu beantworten und Ihre Unsicherheit zu verdecken, sagen Sie eventuell etwas ganz anderes als Sie eigentlich meinen; oder Ihre Antwort wirkt unzusammenhängend und vage, und der Empfänger Ihrer Botschaft versteht gar nichts mehr.

Zu starke Beschäftigung mit sich selbst

Es gibt Situationen, in denen ein Sender zu stark mit sich selbst beschäftigt ist. Bestimmt haben Sie etwas Derartiges schon erlebt: Unter gewissen Umständen können Sie sich nicht mehr darauf konzentrieren, Ihre Gedanken klar zu äußern. Das gilt beispielsweise für Prüfungen und Examenssituationen. Es kann aber auch sein, dass Sie krank oder müde waren oder dass Sie sich nicht dazu durchringen konnten, etwas zu sagen. Erst im Nachhinein wird man sich klar darüber, was man gesagt hat und dass man eigentlich etwas anderes hatte sagen wollen.

Vom Empfänger abweichendes Sprachniveau

Wenn Sie möchten, dass Ihre Botschaft «rüberkommt», müssen Sie Ihre Satzkonstruktionen, Ihre Wörter, Ihre Beispiele usw. dem Bezugsrahmen des Empfängers anpassen. Sie müssen sich in die «Welt» des Anderen hineinversetzen. Tun Sie das nicht, hört der Andere Sie zwar, versteht Sie aber nicht. Denken Sie zum Beispiel an den Umgang mit Kindern oder mit Menschen aus anderen Kulturkreisen. Werden solche Faktoren nicht berücksichtigt, entstehen leicht Missverständnisse.

Prägnanz

Durch den bewussten oder unbewussten Gebrauch der Prägnanzfaktoren (siehe Abschnitt 1.2.1) kann ein Sender bestimmten Teilen der Nachricht besonderen Sinngehalt verleihen. Über Stimmlage, Lautstärke, Betonung, Wiederholung usw. kann man die Wahrnehmung des Empfängers steuern – aber auch in die Irre leiten.

Widerspruch zwischen verbalem und nonverbalem Verhalten

Zwischen dem Gesagten und dem nonverbalen Begleitverhalten kann ein Widerspruch bestehen. Das ist zum Beispiel der Fall, wenn jemand lächelnd zu mir sagt, dass er sehr verärgert sei. Wonach soll ich mich als Empfänger nun richten? Nach der Aussage («Ich bin verärgert») oder nach dem Lächeln («Es ist nicht so schlimm»)? In solchen Situationen ist es schwierig, aus beiden Wahrnehmungen die gemeinte zu wählen.

1.2.3 Faktoren auf Seiten des Empfängers

Auch auf Seiten des Empfängers können einige Faktoren die Wahrnehmung und Interpretation der Nachricht entscheidend beeinflussen.

Bevor wir uns jedoch eingehender damit befassen, zunächst einige Gedanken zum Begriff der Wahrnehmung.

Wahrnehmung kann folgendermaßen definiert werden: Mit Hilfe von Sinnesorganen nehmen wir Kenntnis von bestimmten Personen, Gegenständen, Themen, Ereignissen oder Situationen. Wenn wir dem Wahrgenommenen Sinn und Bedeutung verleihen, wollen wir von *interpretieren* sprechen.

Nun funktioniert der Empfänger bei Kommunikationsprozessen nicht wie ein Fotoapparat, der alles haargenau abbildet. Im Miteinander der Menschen werden Wahrnehmungen und Interpretationen gebündelt und treten in den Vordergrund; wir gewinnen von dem, was wir wahrnehmen, unmittelbar und sofort einen Eindruck. Auch nehmen wir nicht jeden Reiz wahr, der auf uns eindringt, sondern wir wählen aus; es erfolgt eine Selektion. Nur was wir auswählen, können wir mit Sinngehalt ausstatten; was uns an der Nachricht nicht auffällt, können wir auch nicht deuten. Deswegen werden unsere Interpretationen im Wesentlichen von Selektionsvorgängen bestimmt. Sie hängen außerdem davon ab, wie wir gewisse Situationen zu interpretieren gelernt haben (denken Sie zum Beispiel an Vorurteile).

Im Folgenden werden einige Faktoren angesprochen, die Bündelung und Selektion im Rahmen von Wahrnehmungsvorgängen zumindest mitbestimmen.

Kenntnisse und Erfahrungen

Bevorzugt nehmen wir Informationen auf oder interpretieren Nachrichten, die wir aufgrund früherer Erfahrungen einordnen können. Wir interpretieren diese Informationen auf der Grundlage der uns bekannten Muster. (Im Beispiel vom Anfang des Kapitels: «Schon wieder so eine ungeduldige Patientin!»)

Gefühle

Wenn Sie sich in einer Situation wohl fühlen, werden Ihnen mehr Dinge auffallen als in einer Situation, in der Sie angespannt oder unsicher sind. Unsicherheit und Anspannung grenzen den Blickwinkel ein. Auch Gefühle wie Antipathie und Sympathie beeinflussen unsere Wahrnehmung und/oder Interpretation.

Aufmerksamkeit

Meistens konzentrieren wir unsere Aufmerksamkeit auf Informationen, die für das Erreichen eines Zieles wichtig sind. Insofern ist Wahrnehmung auch zielabhängig (beispielsweise vom Ziel eines Gesprächs). Informationen, die uns nicht Ziel führend erscheinen, verschwinden von der «Kommunikationsfläche.» So fällt uns ein Parkverbot gewöhnlich erst auf, wenn wir unser Auto gern abstellen möchten.

Ansichten, Werte, Normen, Kultur

Diverse Forschungsstudien haben gezeigt, dass wir solche Informationen schneller und leichter aufnehmen, die innerhalb unseres Bezugsrahmens liegen oder mit unseren Werthaltungen konform gehen. Informationen, auf die man eingestimmt ist, kann man auch besser behalten.

Häufig kommt es allerdings darauf an, Informationen besondere Aufmerksamkeit zu schenken, die vom eigenen Bezugsrahmen abweichen, zum Beispiel wenn wir unterschiedliche Auffassungen mit jemandem diskutieren wollen. In solchen Fällen achten wir besonders auf Informationen, die *nicht* mit der eigenen Meinung übereinstimmen und behalten sie im Gedächtnis.

Kulturelle Unterschiede führen besonders leicht dazu, Abweichungen vom «Normalen» wahrzunehmen und vorschnell zu interpretieren. So stört sich in Westeuropa niemand daran, wenn sich ein Mädchen alleine auf der Straße aufhält; in anderen Kulturen wird diese Situation anders betrachtet.

Motivation

Wenn zwei Personen Empfänger der gleichen Nachricht sind, wird diejenige, die sich für den Inhalt interessiert (motiviert ist), mehr aufnehmen als diejenige, bei der das nicht der Fall ist. Garantiert sind Sie diesem Phänomen in Schule oder Ausbildung schon selbst begegnet.

Stimmung

Auch der emotionale Zustand beeinflusst unsere Wahrnehmung und Interpretation. Ist man gut gelaunt, werden Informationen bereitwilliger aufgenommen und verarbeitet als bei getrübter Stimmungslage oder wenn man sich ärgert.

Körperlicher Allgemeinzustand

Die physische Verfassung eines Menschen wirkt sich ebenfalls auf das «Wie und Was» der Wahrnehmung aus. Damit sind jedoch nicht nur Faktoren wie Gesundheitszustand, Sehkraft oder Hörvermögen gemeint, sondern auch der Einfluss von Medikamenten oder Alkohol usw.

Abwehr

Manche Informationen berühren uns so stark, dass wir uns «taub» stellen. Sie kommen nicht richtig durch, und wir nehmen sie nicht wahr – zumindest nicht in diesem Moment.

Die besprochenen Faktoren wurden in drei Gruppen unterteilt. In der Praxis wirken sie natürlich nicht linear nacheinander, sondern ungeordnet und gleichzeitig. Sie können sich gegenseitig beeinflussen, verstärken oder einander sogar neutralisieren.

1.3 Fehlerquellen

Wenn wir mit Hilfe unserer Sinnesorgane Informationen wahrnehmen, werden sie ins Gehirn weitergeleitet und dort «gedeutet». Wir verleihen ihnen Sinngehalt und interpretieren sie damit. Alle erwähnten Faktoren, sowohl die situationsbedingten als auch die auf Seiten des Senders und des Empfängers, färben unsere Wahrnehmung. Aber nicht nur wahrnehmungsimmanente Faktoren können eine Nachricht verzerren. Es gibt auch Faktoren, die unsere Interpretationen in eine bestimmte Richtung lenken, so dass trotz korrekter Wahrnehmung immer noch Deutungsfehler entstehen. Die wichtigsten dieser Faktoren sollen nun kurz angesprochen werden.

Akzeptieren von unvollständiger Information

Häufig kommt es vor, dass beide Kommunikationspartner sich ohne weiteres mit dem zufrieden geben, was der Andere jeweils mitteilt. Ansonsten verweise ich auf alle Faktoren, die wir bereits in Zusammenhang mit der Wahrnehmung der Nachricht besprochen haben (Abschnitt 1.2). Kommentar überflüssig, oder?

Vorschnelles Reagieren

Es ist wichtig, sich genügend Zeit zu nehmen, um die gesamte Situation überblicken zu können. Wird gleich auf die erste Information reagiert, reagiert man auf die Einleitung der Geschichte, nicht aber auf die Geschichte selbst! Ursachen solcher Verhaltensweisen sind oft Ungeduld und Impulsivität.

Unzutreffendes Generalisieren

Oft urteilen wir aufgrund eines Ereignisses, das sich lediglich zum ersten Mal wiederholt. Beispielsweise kommt jemand zweimal nacheinander zu spät: In der Bewertung heißt es dann oft: «Der kommt immer zu spät» oder «Das letzte Mal war er auch zu spät dran!»

Vorurteile

Die Interpretation von Informationen wird oft von voreiligen oder unbegründeten Auffassungen über Personen oder Situationen gefärbt. Zum Beispiel: Lehrer sind autoritär; Ausländer muss man genau im Auge behalten usw.

Stereotypisierung

Dabei wird eine ganze Gruppe als «Einheitsbrei» betrachtet, wodurch die Neigung entsteht, allen Gruppenmitgliedern die gleichen Eigenschaften oder Merkmale zuzuschreiben. Zum Beispiel: «Das ist ein typischer Psychologe, mit Bart, Schlabberpulli und Bio-Socken.»

Halo-Effekt und Horn-Effekt

Beim Halo-Effekt wird ein als erwünscht geltendes Merkmal einer Person zum Ausgangspunkt der Interpretation gemacht. Hat jemand beispielsweise ein Mal eine gute Leistung erbracht, wird wie selbstverständlich angenommen, das sei auch künftig der Fall. Oder jemand spielt Akkordeon, und man hält ihn für einen geselligen Menschen.

Der Horn-Effekt verläuft in umgekehrter Richtung: einmal schlecht, immer schlecht.

Identifikation

Wenn man sich zu stark mit jemandem identifiziert (beispielsweise mit einem Pop-Idol), kann dies die Wahrnehmung und Interpretation der Informationen, die sich auf diese Person beziehen, stark beeinflussen. Vor allem positive Informationen werden ausgewählt und aufgenommen, negativen hingegen wird kaum oder gar nicht geglaubt. Eine sanftere Form der Identifikation ist das Entgegenbringen von Sympathie. Es gibt aber auch die «negative Identifikation»: In diesem Fall kann der Betreffende tun was er will, in unseren Augen ist es immer falsch.

Projektion

Wenn wir eigene (unbewusste) Gefühle wie zum Beispiel Aggressionen anderen Menschen zuschreiben, handelt es sich um eine Projektion: «Du bist aggressiv, nicht ich.» Gefühle, derer wir uns selbst nicht bewusst sind, werden als Verhaltensweisen oder Eigenschaften am Anderen wahrgenommen. Man sieht im Anderen sich selbst, nur: man weiß es nicht! Vielleicht kennen Sie das Sprichwort: «Wie sich der Gastwirt selbst vertraut, so vertraut er seinen Gästen!»

Persönliche Norm

Wir sind geneigt, das Verhalten anderer Menschen an dem zu messen, was wir selbst tun würden. Wir setzen unser Verhalten als Norm und bestimmen so, was wir gut finden oder ablehnen. Dabei vergessen wir aber häufig, dass der Andere genau so wie wir von einer ganz persönlichen Norm ausgeht, wodurch sein Verhalten für ihn einen anderen Bedeutungsgehalt besitzt als für uns.

Auch die in diesem Abschnitt angesprochenen Faktoren treten natürlich nicht linear nacheinander, sondern ungeordnet und meistens gleichzeitig auf. Sie können sich ebenfalls gegenseitig verstärken oder neutralisieren. Zudem verschwimmt in der Praxis häufig die Grenze zwischen Wahrnehmen und Interpretieren: wir nehmen interpretierend wahr.

1.4 Vermeidung von Wahrnehmungs- und Interpretationsfehlern

Wie man sieht, können wir viele Fehler machen.
Bereits in der Situation selbst können Ablenkungen und falsch gesetzte Prägnanzfaktoren zu Missverständnissen führen. Auf Seiten des Senders kann es zu Verzerrungen der Nachricht kommen, und auch auf Seiten des Empfängers treten häufig Fehlwahrnehmungen und/oder Fehldeutungen auf.

Soll all dem entgegengewirkt werden, gilt es, sich diese Fehlerquellen und ihre Folgen bewusst zu machen. Viele Missverständnisse sind vermeidbar, wenn man genau hinsieht, zuhört und Informationen sammelt, bevor man interpretiert. Auch das Einüben von Maßnahmen zur Korrektur verzerrender Faktoren ist ein wichtiger Schritt. Die Entwicklung eines «Fehlerbewusstseins» könnte dabei helfen.

Anregungen und Vorschläge dazu finden Sie in den Schlussabschnitten dieses Kapitels.

Diskussionsfragen
1. Welche Fehler in der Wahrnehmung und Interpretation werden Ihrer Meinung nach sehr oft von anderen gemacht und wie kommt das?
2. Wie können Sie erkennen, dass es sich bei den Fehlern, die Sie bei Frage 1 aufgelistet haben, nicht um Ihre eigenen Projektionen handelt?
3. Wo sehen Sie, was den Inhalt dieses Kapitels anbelangt, Ihre Stärken und Schwächen?

Übung
In diesem Kapitel wurden Fehlerquellen angesprochen, die beim Wahrnehmen und Interpretieren von Situationen und Verhaltensweisen auftreten. Manchmal können bereits relativ unbedeutende Gegebenheiten in einer Situation zu Täuschungen führen.

Bilden Sie nun Untergruppen von maximal sechs Personen. Jede Untergruppe soll eine selbstgewählte Situation spielen. Aber: Bauen Sie absichtlich täuschende Elemente ein, die zu Fehlinterpretationen führen können! Dabei kann es sich um verbale und/oder nonverbale Elemente handeln. Die nicht am Spiel Beteiligten fungieren als Zuschauer. Das Spiel sollte maximal fünf bis zehn Minuten dauern (eher 5 Min.). Danach wird es unter folgenden Fragestellungen besprochen:

- Welche Irreführungen (verbal und/oder nonverbal) waren im Spiel?
- Haben die Zuschauer diese Irreführungen bemerkt?
- Wenn ja, wie?
- Wenn nein, warum nicht?

Aufgaben

1. Beschreiben Sie eine oder mehrere (möglichst aktuelle) Situationen, die Sie selbst erlebt haben und in denen Sie feststellen mussten, dass die Situation sich anders darstellte als Sie vermutet (interpretiert) hatten. Beschreiben Sie auch die Ursachen Ihrer Fehlinterpretation.
2. Beschreiben Sie eine oder mehrere Situationen, in denen Sie von einer anderen Person fehlinterpretiert wurden. Versuchen Sie auch, die Gründe für die Fehlinterpretation anzugeben.

Kapitel 2.
Nonverbales Verhalten

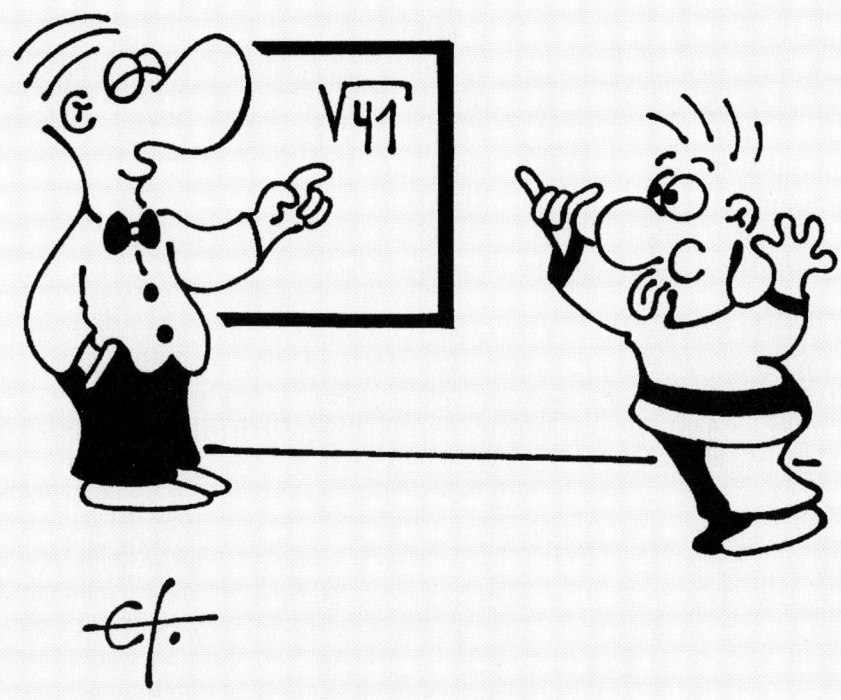

Fallbeispiel
Sie sitzen mit jemandem zusammen und erzählen etwas. Doch bald beschleicht Sie das Gefühl, dass Ihr Gegenüber Ihnen nicht zuhört.
　Daraufhin fragen Sie: «Warum hörst du mir nicht zu?»
　Das Gegenüber antwortet: «Natürlich höre ich dir zu, rede ruhig weiter.»

Diese Aussage kann Ihren Eindruck allerdings nicht widerlegen. Sie sehen es ihm doch an! Folgendes fällt Ihnen nämlich auf:

- Er sieht Sie nicht an, sondern schaut aus dem Fenster.
- Er sitzt abgeschlafft im Stuhl.
- Er gähnt in kurzen Abständen.
- Sein Gesicht zeigt keine Reaktionen.

Deswegen lautet Ihre Antwort denn auch: «Wenn es dich sowieso nicht interessiert, brauche ich es dir auch nicht zu erzählen.»

In diesem Beispiel können wir einen Unterschied zwischen dem, was jemand sagt («Ich höre dir zu») und seiner Körpersprache (die er zeigt) feststellen. Das Gegenüber bringt verbal etwas anderes zum Ausdruck als nonverbal. Meistens reagieren wir unmittelbar auf diese nonverbale Botschaft. Wir glauben den Worten des Anderen nur, wenn sie durch sein nonverbales Verhalten bestätigt werden. Wahrscheinlich wäre es Ihnen lieber gewesen, er hätte

- Sie während Ihrer Erzählungen angesehen
- sich aufmerksam nach vorne geneigt
- durch seine Gesichtszüge Interesse signalisiert und
- nicht gegähnt oder nach draußen geschaut.

In Fällen wie im Beispiel reagieren wir im Wesentlichen auf das, was wir sehen, und nicht auf das, was der Andere sagt. Das ist die Kraft der Körpersprache, des nonverbalen Verhaltens!
　Wenn Sie darauf achten, wird Ihnen auffallen, dass viele Menschen während eines Gespräches ihren Körper einschalten. Aus Haltung, Mimik und Gestik kann man meistens mehr ableiten als aus dem, was das Gegenüber erzählt. Ein Gespräch beinhaltet denn auch mehr als nur das gesprochene Wort. Während man Gefühle relativ leicht durch verbale Sprache kaschieren oder verbergen kann, ist das in der Sprache des Körpers nicht (oder zumindest schwer) möglich. Denken Sie an eine Situation, in der jemand sagt: «Ich bin überhaupt nicht böse», aber in

seiner Haltung, im Gesichtsausdruck und im Stimmvolumen erkennen Sie das Gegenteil.

Nicht nur in Form von Aussagen, sondern auch durch nonverbales Verhalten werden Nachrichten übermittelt. Im Umgang mit Menschen spielt die Körpersprache eine wichtige Rolle. Wenn Sie wirklich wissen möchten, was jemand bewegt, können Sie das häufig besser aus dem nonverbalen Verhalten als aus den Wörtern ableiten. Unser nonverbales Verhalten ist meist «ehrlicher» als das verbale. Zwar können Sie Ihre Worte bewusst und präzise wählen, die eigene Mimik und Haltung aber umfassend zu kontrollieren, gelingt gewöhnlich nur guten Schauspielern.

Häufig wird versucht, durch Beobachtung der Körpersprache herauszufinden, was einen Kommunikationspartner wirklich bewegt. Denn oft erkennen wir nicht, dass wir über Körpersprache Signale aussenden, die unsere verbalen Äußerungen bestätigen, aber auch in Frage stellen können. Wir beherrschen und verstehen die Sprache unseres Körpers häufig nur ungenügend, denn wir sehen uns ja selbst nicht «von außen», also so, wie andere uns wahrnehmen. Denken Sie an eine Videoaufnahme von sich; wie oft drängt sich da die Frage auf: «Bin ich das wirklich?»

In diesem Kapitel geht es um die bewusste Wahrnehmung der Körpersprache des Anderen. Außerdem möchte ich eine Selbstbetrachtung bewirken, eine Reflexion über Ihr eigenes nonverbales Verhalten und das, was anderen daran auffällt.

2.1 Bedeutung

Immer wenn wir anderen etwas erklären wollen, versuchen wir so zu handeln, dass der Empfänger unsere Botschaft versteht. Dazu können wir die gesprochene oder die geschriebene Sprache (Diagramme, Zeichen, Symbole usw.) benutzen, aber auch das Darstellungspotenzial unseres Körpers – die Körpersprache – und/oder unser sonstiges nonverbales Verhalten. Meistens setzen wir mehrere Möglichkeiten gleichzeitig ein.

Allgemein wird angenommen, dass sich die verbale Kommunikation im Laufe der Evolution später entwickelt hat als die nonverbale, und dass die schriftliche nach der mündlichen entstanden ist. Während eines Gesprächs werden schätzungsweise 30 bis 35 % der Information verbal (mit Worten) und 65 bis 70 % über nonverbale Kanäle vermittelt. Außerdem gilt die Spannbreite der verbalen Kommunikation als eingeschränkt. Nicht umsonst gibt es die Bemerkung «Ich bin sprachlos!»

Eine tröstende Geste, eine beruhigende Hand auf der Schulter, jemanden «knuddeln» kann mehr aussagen als viele Worte.

Stellen Sie sich folgende Situation vor: In der 90. Minute schießt eine Fußballmannschaft das 2:1, und unmittelbar danach pfeift der Schiedsrichter ab. Daraufhin unterhalten sich die Spieler der siegreichen Elf kühl und sachlich über ihre Freude.

So etwas ist undenkbar. Die Spieler werden ihre Freude nonverbal ausleben. Gefühle brauchen keine Worte, sie können sich über Körpersprache ausdrücken. Trauer, Freude, Unsicherheit oder Vertrauen – all dies wird von den Betreffenden förmlich «ausgestrahlt».

Schon 1905 sagte Sigmund Freud: «Keine lebende Seele kann ein Geheimnis für sich behalten. Auch wenn Lippen schweigen, reden die Fingerspitzen. Verrat sickert aus allen Poren.»

Im Verlauf von Gesprächen wird auf verschiedenen Ebenen gleichzeitig kommuniziert:

- auf der Inhaltsebene (was gesagt wird) und
- auf der Beziehungsebene (wie es gesagt wird).

Jede Nachricht enthält beide Aspekte.
Auf der Inhaltsebene wird meistens verbal kommuniziert, auf der Beziehungsebene vor allem nonverbal. Die Kommunikationsforschung hat festgestellt, dass Sympathie nur zu 7 % über verbale Signale vermittelt wird, jedoch zu 38 % über Intonation und zu 55 % über den Gesichtsausdruck. Botschaften auf der Beziehungsebene besitzen eine fünfmal stärkere Wirkung als die auf der Inhaltsebene.

Wenn sich verbales und nonverbales Verhalten widersprechen, findet gewöhnlich das nonverbale Beachtung; den Worten wird kaum Gewicht beigemessen. Deshalb muss bei Gesprächen beherzigt werden, dass die genaue Bedeutung der Nachricht maßgeblich davon abhängt, wie sie präsentiert wird. So kann sich die Bedeutung eines Satzes vollkommen wandeln, wenn die Intonation verändert wird:

Ein Beispiel
Ich habe nie gesagt, dass du das Geld gestohlen hast.
Ich habe nie **gesagt**, dass du das Geld gestohlen hast.
Ich habe nie gesagt, dass **du** das Geld gestohlen hast.
Ich habe nie gesagt, dass du **das Geld** gestohlen hast.
Ich habe nie gesagt, dass du das Geld **gestohlen** hast.

Während eines Kommunikationsprozesses ist es daher wichtig, Untertöne wahrzunehmen und zu berücksichtigen, indem man auf Gestik, Mimik, Intonation usw. achtet. Nur dann besteht die Möglichkeit, neben dem bloßen Sachinhalt auch die Bedeutung einer Nachricht zu erfassen.

2.2 Funktionen

Nonverbales Verhalten spielt eine besonders wichtige Rolle im Rahmen zwischenmenschlicher Beziehungen. Dabei kann es verschiedenen Zwecken dienen, und es können unterschiedliche Ziele damit verfolgt werden. Die wichtigsten davon sollen kurz angesprochen werden.

Signalisieren der emotionalen Verfassung

Durch Berücksichtigung des nonverbalen Verhaltens erlangen wir mehr und zuverlässigere Informationen über emotionale Verfassung und Stimmungslage des Anderen als durch das, was er sagt. Denn Gefühle finden vor allem im nonverbalen Verhalten Ausdruck. Auch Persönlichkeitseigenschaften wie Ängstlichkeit oder Selbstsicherheit zeigen sich in Körpersprache, Gestik und Mimik.

Verdeutlichen der sozialen Identität

Die sogenannte soziale Identität eines Menschen (was und wie er in meinen Augen ist) wird größtenteils aus dem nonverbalen Verhalten abgeleitet. Kleidung, Aussehen und kommunikatives Begleitverhalten geben Aufschluss über Status, Alter, Geschlecht usw.

Unterstützen und Regulieren der verbalen Kommunikation

Mit Hilfe von nonverbalen Signalen wie Nicken, Blickkontakt, Körperhaltung und Mimik wird nicht nur der Fortgang eines Gespräches unterstützt, auch die Bedeutung des Gespräches selbst wird dadurch unterstrichen.

Ersetzen der verbalen Kommunikation

Nicht immer ist es möglich, verbal zu kommunizieren. Das ist zum Beispiel der Fall, wenn aus bestimmten Gründen Stille bewahrt werden soll oder wenn ein Gesprächspartner taub ist. Schnell wird in solchen Situation die verbale Kommunikation durch die nonverbale ersetzt. Ähnliches gilt, wenn Sie in einem Land sind, dessen Sprache Sie nicht verstehen und/oder sprechen.

Regulieren sozialer Verhältnisse

Gemäß bestimmten soziologischen Auffassungen besteht der Zweck des nonverbalen Verhaltens darin, soziale Verhältnisse zu ordnen und zu strukturieren. Menschen können einander auf sehr subtile Art und Weise spüren lassen, welches Sozialverhalten erwünscht ist und welches nicht. Auch kann es geschehen, dass man sich aus einer Gruppe ausgeschlossen fühlt, ohne dass etwas Entsprechendes gesagt wurde; man spürt es am nonverbalen Verhalten der Anwesenden. Aber auch das Gegenteil ist möglich: wir fühlen uns wie selbstverständlich zugehörig.

Auf dem Hintergrund verbaler Kommunikation können nonverbale Botschaften in Gesprächen folgende Funktionen besitzen:

Eigenständige Informationsvermittlung

In diesem Fall ist das nonverbale Verhalten aus sich selbst heraus verständlich.

Um im Verlauf von Gesprächen Zustimmung oder Ablehnung auszudrücken, sind nicht immer Worte nötig. Wir können den Kopf schütteln, zustimmend nicken, den Daumen anerkennend hochstrecken und dabei lächeln usw. Die Bedeutung der Geste ist allgemein vereinbart und jedem der Beteiligten klar.

Unterstreichen des verbalen Verhaltens

Dieser Fall ist der häufigste. Sagt jemand, dass er etwas schön findet, lächelt er gewöhnlich dabei. Bei der Aussage «Was für eine Überraschung» wird meist eine Hand vor den Mund gelegt oder es wird in die Hände geklatscht. Eine traurige Geschichte wird mit hängenden Schultern und bekümmertem Gesichtsausdruck erzählt. In diesen Fällen verstärkt und betont das nonverbale Begleitverhalten das gesprochene Wort.

In Frage stellen des verbalen Verhaltens

Stellen wir Unstimmigkeiten zwischen dem Sachinhalt und dem nonverbalem Verhalten fest, kann uns das erheblich verunsichern. Eine traurige Geschichte, die mit einem Lächeln auf den Lippen erzählt wird, erscheint uns unglaubwürdig. In solchen Fällen richten wir uns meistens nach der nonverbalen Botschaft. Wir interpretieren sie bevorzugt, sie trägt gewissermaßen den Sieg davon. Gleichsam intuitiv nehmen wir an, sie sei wichtiger. Es empfiehlt sich, solchen Widersprüchen auf den Grund zu gehen.

Dringende Empfehlung: Bei der Wahrnehmung und Interpretation von nonverbalem Verhalten müssen auch die im ersten Kapitel besprochenen Faktoren berücksichtigt werden. Achten Sie also stets darauf, inwieweit situationsbedingte Störfaktoren oder solche auf Seiten des Senders oder des Empfängers vorliegen.

Es gilt sich zu vergegenwärtigen, dass das nonverbale Verhalten des Senders für diesen oft eine andere Bedeutung besitzt als die, die ein Gesprächspartner «hineininterpretiert».

2.3 Aspekte

Im letzten Abschnitt wurden bereits mehrere Aspekte des nonverbalen Verhaltens erwähnt. Ich werde sie nachfolgend nochmals kurz zusammenfassen und ergänzen. Wir werden sehen, dass es viel zu beobachten gibt.

Sprechweise

Mit unserer Stimme können wir über die Sprache hinaus eine Vielzahl von Botschaften senden. In dieser Hinsicht verfügen wir über eine enorme Variationsbreite, die unter dem Begriff «paralinguistische Aspekte» (wörtlich: Aspekte neben der Sprache) zusammengefasst wird. Hier eine Auswahl mit einigen charakteristischen Merkmalen oder Beispielen:

- Artikulation   präzise, verwaschen
- Sprechrhythmus   Ruhepunkte
- Betonung   Hervorheben bestimmter Wörter
- Lieblingswörter   toll, ja, also
- Lautstärke   flüstern, schreien
- Timbre (Klangfarbe) angenehm, dunkel, verführerisch
- Melodie   monoton, lebhaft
- Sprachstörung   stottern
- Sprachgebrauch   Mundart, Hochsprache
- Wortschatz   umfassend, gering

Diese Aspekte bilden zusammengenommen die «mündliche Rede», und wir alle verwenden eine Mischung daraus, wenn wir sprechen. Interpretationen, die zu

Recht oder zu Unrecht mit Aspekten der mündlichen Rede verbunden werden, sind zum Beispiel:

- Sie finden jemand unentschlossen oder entschlossen
- Sie finden jemand sympathisch oder nicht
- Sie finden jemand intelligent oder dumm.

Aussehen

An diesem Aspekt des nonverbalen Verhaltens können zwei Dimensionen unterschieden werden:

Körperliche Merkmale
schlank, breitschultrig, haarlos, gelockt, glattes oder runzliges Gesicht, große oder kleine Nase usw.

Präsentation des Körpers
Make-up, Schmuck, Kleidung, Länge der Fingernägel usw.

Durch die Wahrnehmung dieser äußerlichen Merkmale gewinnen wir einen ersten Eindruck. Wir alle haben unsere «Schwerpunkte», auf die wir bevorzugt achten. Überlegen Sie bitte einmal, worauf Sie Ihre Aufmerksamkeit zuerst richten.

Körperhaltung und Motorik

Auch in Bezug auf diesen Aspekt entwickelt der Einzelne im Laufe der Zeit charakteristische Merkmale wie zum Beispiel

- aufrechte Körperhaltung
- ruhige entspannte Sitzhaltung
- vor dem Körper verschränkte Arme oder
- lebhafte Gestik.

Aus Körperhaltung und Motorik können wir unschwer auf das Befinden des Anderen schließen. Wenn man sich sicher fühlt, sitzt oder steht man anders als bei Unsicherheit. Ist man wütend, geht man in der Regel anders als wenn man sich freut.

Gestik

Hier kann zwischen expressiver und repräsentativer Gestik unterschieden werden. Als repräsentativ werden Gesten bezeichnet, die im zwischenmenschlichen Umgang eine bestimmte und allgemein akzeptierte Bedeutung besitzen, etwa das Haltezeichen eines Polizisten. Expressive Gesten sind individuelle Äußerungen des Gemützustandes, wie zum Beispiel eine Wegwerfgebärde bei einer Enttäuschung. Expressive Gestik legen wir auch an den Tag, wenn wir alleine sind, repräsentative hingegen in erster Linie dann, wenn wir jemandem etwas erklären wollen. Oft beinhaltet eine Geste von beidem etwas, beispielsweise die drohend geballte Faust, das Tippen an die Stirn oder das Hochziehen der Schultern.

Neben den erwähnten Formen der Gestik gibt es auch Gebärden, die für sich selbst keine Bedeutung besitzen. Dabei handelt es sich um Verhaltensweisen, die automatisiert sind und unbewusst zustande kommen. So nehmen zum Beispiel manche Menschen regelmäßig ihre Brille in die Hand, wenn sie etwas erklären; sie sind jedoch nicht nervös.

Wenn solche Gebärden Zwangscharakter besitzen und sehr oft gezeigt werden, handelt es sich um einen «Tic».

Repräsentative Gesten besitzen im Rahmen zwischenmenschlicher Beziehungen eine klare Funktion: weil ihr Bedeutungsgehalt vereinbart ist, können sie das gesprochene Wort ersetzen. Vergessen wir aber nicht, dass die gleiche Gebärde in verschiedenen Kulturen unterschiedliche Bedeutung haben kann. So gilt in manchen Kulturen ein genussvolles Rülpsen während des Essens als Anerkennung für die Qualität der Mahlzeit.

Expressive Gesten besitzen sowohl für den Anderen als auch für uns selbst Bedeutung. Das Gegenüber kann daraus die Intensität einer Emotion ableiten, und wir selbst benutzen sie häufig, um emotionale Spannungen abzubauen. Inwieweit expressive Gesten gezeigt werden, ist von Mensch zu Mensch sehr verschieden. So kann der eine Gesprächspartner vollkommen ruhig erscheinen, obwohl er innerlich aufgewühlt ist, ein anderer hingegen erweckt durch lebhafte Gestik den unzutreffenden Eindruck, er sei aufgeregt. Dieser Umstand kann zu Fehlinterpretationen führen. Oft nimmt man die eigene Bereitschaft zur Expressivität als Norm, um andere zu beurteilen. Damit aber tun wir ihnen meist Unrecht.

Die Bedeutung von Automatismen und Tics ist nicht klar. Scheinbar haben sie keine und werden zufällig erworben. Jedenfalls ist es sehr schwierig, sie abzulegen. Deshalb mag es sein, dass sie dennoch Bedeutung haben, allerdings eine, die tiefer im Menschen liegt.

Mimik

Das Gesicht ist eine sprudelnde Quelle von nonverbalen Signalen, weil es eine enorme Vielfalt an Ausdrucksmöglichkeiten aufweist. Beobachtet man das Gesicht eines Gesprächspartners, gewinnt man meistens schnell Aufschluss über seine Gefühlslage, auch wenn er versucht, sie zu verbergen. Wenn jemand wirklich wütend ist, zittern die Nasenflügel; ist jemand in seinem Stolz verletzt, wird das Kinn nach vorn geschoben.

Doch auch das mimische Verhalten ist von Mensch zu Mensch sehr unterschiedlich. Bei manchen kann man deutlich ablesen, was in ihnen vorgeht, andere hingegen setzen ein wahres «Pokerface» auf.

Außerdem vermittelt der Gesichtsausdruck klare Signale darüber, was Menschen voneinander halten und wie sie über bestimmte Themen denken.

Manchmal werden an bestimmten charakteristischen Merkmalen des Gesichtes wie selbstverständlich Persönlichkeitseigenschaften festgemacht. So gibt es das «energische Kinn», den «harten Mund» oder die «kalten Augen». Menschen mit hoher Stirn oder Brillenträgern wird gewöhnlich hohe Intelligenz zugeschrieben. Doch Vorsicht! Derartige Zusammenhänge sind wissenschaftlich widerlegt.

Eine besonders wichtige Rolle spielt bei Gesprächen der Blickkontakt. Regelmäßiger Blickkontakt ist für die Aufrechterhaltung und den Fortgang eines Gespräches unabdingbar. Die Kommunikationsforschung konnte nachweisen, dass Gesprächspartner vor allem durch Blickkontakt, verbunden mit Intonation und Stimmvolumen, anzeigen, wer im Verlauf des Gespräches jeweils die Initiative innehat.

Führen Menschen ein Gespräch, sehen sie den Gesprächspartner häufiger und länger an wenn sie zuhören (etwa 75 % der Zuhör-Zeit) als wenn sie sprechen (etwa 40 % der Sprech-Zeit). Der Sprecher hebt den Blick vor allem, wenn er Rückmeldung haben oder sich versichern möchte, ob der Andere ihn verstanden hat oder seine Meinung teilt. Der Zuhörer hingegen signalisiert durch Blickkontakt Wertschätzung und Interesse.

Auch der Blickkontakt erlaubt uns, die emotionale Verfassung des Gegenübers zu erkennen. Nicht umsonst sprechen wir vom «große Augen machen».

Nähe und Distanz

Jeder Mensch ist von einem «persönlichen Raum» umgeben, in den andere nur unter bestimmten Bedingungen eindringen dürfen. Deshalb gibt die räumliche Distanz zwischen Gesprächspartnern Aufschluss darüber, wie vertraut sie miteinander sind oder wie persönlich das Gesprächsthema ist. Allerdings variiert die Ausdehnung des persönlichen Raums von Mensch zu Mensch sehr stark. Manche brauchen mehr «Ellenbogenfreiheit», andere lassen es eher zu, dass man ihnen «nahe tritt». Trotz dieser Unterschiede ist es aber möglich, Nähe und Distanz in vier abgestufte Zonen einzuteilen:

1. *Die intime Zone (0–0,5 Meter)*
Innerhalb dieser Zone ist direktes affektives Verhalten möglich. Wir können uns umarmen oder küssen. Nur intime Bekannte, enge Familienangehörige und Kinder dürfen in diese Zone eindringen. Geschieht dies ungefragt oder ist es nicht erwünscht, weichen wir zurück. Ist das nicht möglich – zum Beispiel in der überfüllten U-Bahn – wird man nonverbal zeigen, dass man nicht zusammengehört: man blickt starr nach vorne oder wendet den Kopf ab.

2. *Die persönliche Zone (0,5–1,5 Meter)*
Innerhalb dieser Zone findet der alltägliche persönliche Kontakt statt, zum Beispiel wenn man jemandem im Treppenhaus begegnet und ein kurzes Gespräch mit ihm führt. Meistens wird dieser Abstand beachtet. Man kann das Verhalten und die Mimik des anderen gut erkennen, ist nah genug zusammen, um Vertrauen zu zeigen, braucht die Stimme nicht zu erheben und kann sich die Hand geben.
In größerer Entfernung wird es schwierig, ein persönliches Gespräch zu führen. Aus diesem Grund beugen wir uns im Gespräch häufig nach vorn, um die Distanz zu verringern. Bleibt jemand nicht in dieser Zone, während man etwas Persönliches mit ihm bespricht, empfindet man ihn als distanziert und desinteressiert.

3. *Die soziale Zone (1,5–3 Meter)*
Innerhalb dieser Zone spielen sich die meisten Sozialkontakte ab, zum Beispiel bei Mahlzeiten oder an Schaltern. Man kann nicht mehr über persönliche Themen sprechen. Wenn zwei Menschen sich innerhalb dieser Zone befinden, ist es schwierig, sich zu ignorieren. Kommt es nicht zu einem Gespräch, wird ein typisches «Abwehrverhalten» gezeigt. Denken Sie an das Wartezimmer eines Arztes oder an Menschen in einem Zug oder Bus: man sieht aus dem Fenster oder liest ein Buch. Ein treffendes Beispiel ist auch das Verhalten im Aufzug; alle achten genau auf die Lichter der Etagenanzeige.

4. *Die öffentliche Zone (ab 3 Meter)*
Hierbei handelt es sich um die Zone des allgemeinen gesellschaftlichen Umgangs. Man ist zwar mit anderen zusammen, braucht aber nicht in näheren Kontakt zu ihnen treten. Es gilt «nur», die allgemein gültigen Normen zu beachten. Zwischen 3 und 8 Metern Distanz spielen sich üblicherweise die Kontakte zwischen Dozenten und Studenten ab. Ab 8 Metern beginnt eine Zone, in der man in die Rolle des Zuschauers gerät.

Nähe und Distanz gestalten den zwischenmenschlichen Kontakt. Man wählt eine bestimmte Distanz und signalisiert damit, wie man die Beziehung einschätzt und wertet.

Stille

Menschen reagieren im Allgemeinen sehr unterschiedlich auf Stille. Manche sehen darin die willkommene Gelegenheit, sich zurückzuziehen und nachzudenken, andere fühlen sich dabei sehr unwohl. Es ist schwierig, jemandem «anzusehen», wie er zu Stille steht. Kennt man sich besser, weiß man um die Bedeutung von Stille, und meistens ist sie nicht unangenehm.

Dringende Empfehlung: Über nonverbale Botschaften werden Unterschiede *zwischen* Menschen signalisiert, die sogenannten interindividuellen Unterschiede. Es gibt aber auch *intra*individuelle Unterschiede; sie zeigen sich dann, wenn dieselbe Person in verschiedenen Situationen unterschiedliche Verhaltensweisen zeigt oder unterschiedliche Stimmungslagen aufweist. Beachten Sie bitte stets die expressive und repräsentative Bedeutung des nonverbalen Verhaltens und seien Sie vorsichtig mit Interpretationen. Berücksichtigen Sie auch die Diskrepanzen und Übereinstimmungen zwischen verbalem und nonverbalem Verhalten.

Diskussionsfragen
1. Worauf achten Sie, wenn Sie jemanden zum ersten Mal sehen?
2. Welche Schlussfolgerungen ziehen Sie aus Aspekten des nonverbalen Verhaltens anderer, wie zum Beispiel aus Kleidung, Sprache, Erscheinungsbild? Nennen Sie Beispiele.
3. Wie sieht Ihr persönlicher Raum aus? Welche Beobachtungen konnten Sie in dieser Hinsicht bei anderen machen? Was fanden Sie dabei angenehm oder unangenehm?
4. Besprechen Sie mit Kollegen einige auffällige nonverbale Verhaltensweisen. Versuchen Sie, diese ohne Wertung zu beschreiben.

Übung
Es werden Vierergruppen gebildet. Jede Gruppe bereitet sich auf die nonverbale Darstellung eines alltäglichen Geschehens vor. Die anderen sollen jeweils erraten, was gezeigt wurde. Gelingt

dies, wird besprochen, welches nonverbale Verhalten zur Lösung geführt hat.

Aufgaben
1. Beobachten Sie das nonverbale Verhalten einer Person und schreiben Sie einen kurzen Bericht darüber. Person und Situation bestimmen Sie selbst. Versuchen Sie das, was Sie sehen, von dem zu trennen, was Sie interpretieren.
2. Beschreiben Sie einige Situationen, in denen Ihr nonverbales Verhalten verstanden bzw. missverstanden wurde. Was waren die Gründe für die Missverständnisse?

Kapitel 3.
Zuhören und Hörverhalten

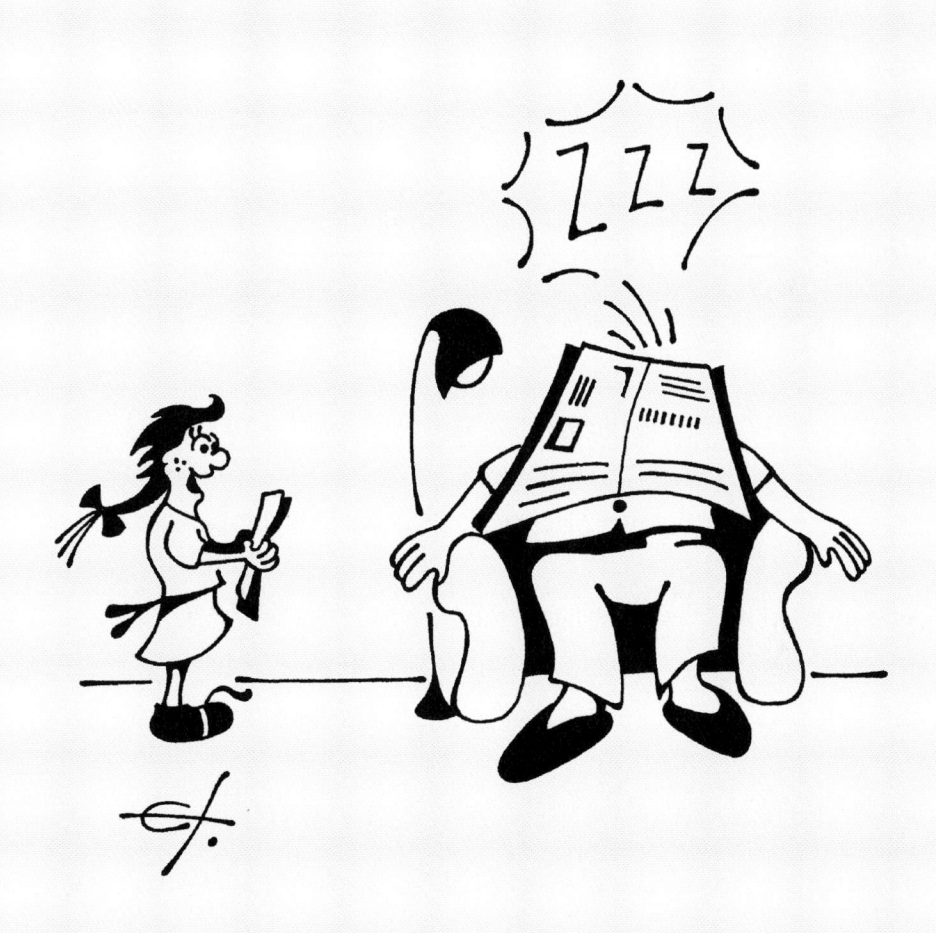

Beispiel 1
Nach einem aufregenden Tag kommen Sie nach Hause und haben das Bedürfnis zu erzählen, was alles geschehen ist. Die Person, der Sie es erzählen, liest die Zeitung und reagiert nicht. Schon bald werden Sie fragen, ob sie überhaupt zuhört.

Beispiel 2
Weil Ihnen daheim niemand zuhört, rufen Sie einen Freund an. Nach dem ersten Satz hören Sie nichts mehr und fragen: «Bist du noch da?»

Das sind zwei Beispiele, die Ihnen nicht unbekannt sein dürften. Sie zeigen, dass wir nicht automatisch annehmen können, dass uns jemand zuhört – auch wenn er anwesend ist. Es ist wichtig für uns zu merken, dass uns jemand zuhört.

In diesem Kapitel wird erörtert, wie man zeigen kann, dass man jemandem zuhört, und welche Fehlerquellen dabei zu berücksichtigen sind. Es ist wichtig, sich Stellenwert und Bedeutung des Zuhörverhaltens zu vergegenwärtigen.

3.1 Bedeutung

Gut zuzuhören heißt, sich bewusst auf die Kommunikation und den Gesprächspartner einzulassen. Wir alle wissen, dass wir uns mit bestimmten Personen leichter austauschen können als mit anderen. Wir fühlen uns von ihnen besser verstanden.

Wenn wir jemandem etwas erzählen, das für uns wichtig ist, merken wir schnell, ob der Gesprächspartner wirklich Interesse daran hat. Hört unser Gegenüber gut zu, motiviert uns das, weiter zu erzählen. Um dies aber zu bewirken ist es nötig, sich aktiv zu beteiligen, auch wenn man «nur» zuhört.

Ohne aktive Beteiligung ist gutes Zuhören nicht möglich. Denn sowohl aus den verbalen als auch aus den nonverbalen Reaktionen des Empfängers muss der Sender ablesen können, dass das, was er zu sagen hat, als wichtig empfunden und ernst genommen wird. Gutes Zuhören gibt dem Sender Ruhe und Raum, zu erzählen, was ihn beschäftigt und bewegt.

Gutes Zuhören wirkt in zweierlei Hinsicht: zum einen erzeugt es ein Klima des Vertrauens, in dem man beruhigt erzählen kann, was man möchte, und zum anderen setzt es den Zuhörer in den Stand, den Anderen wirklich zu verstehen. In vielen Gesprächen werden diesbezüglich Fehler begangen. Manche Gesprächspartner lassen einander nicht ausreden, glauben ihr Gegenüber völlig zu verstehen oder warten mit Lösungsvorschlägen auf, bevor sie die ganze Geschichte gehört haben. Viele hören sich selbst sehr gern reden, meinen, sofort über alles im Bilde zu sein, und berücksichtigen in keiner Weise, was der Andere eigentlich sagt.

Gutes Hörverhalten ist nicht etwas, das man hat oder nicht. Man kann es lernen, man kann im Verlauf eines Gespräches bestimmte Dinge tun oder lassen. Wir werden uns im vorliegenden Kapitel mit diesem Thema genauer auseinandersetzen. Bevor wir uns aber weiter hineinvertiefen, möchte ich noch kurz auf die wichtigsten Funktionen des aktiven Zuhörens eingehen.

Funktionen des aktiven Zuhörens

- Dem Anderen wird signalisiert, dass man ihn versteht oder es zumindest versucht. Das festigt die gegenseitige Verbundenheit und das Vertrauen, denn der Sender spürt Wertschätzung und Akzeptanz.
- Der Andere wird motiviert, die Geschichte so zu erzählen, wie er sie sieht oder erlebt hat. Herrscht ausreichend Vertrauen, wird er außerdem angeregt, darüber zu sprechen, was eine Situation oder ein Problem in emotionaler Hinsicht für ihn bedeutet.
- Die Gesprächspartner können sich Klarheit verschaffen, denn es wird versucht, die wichtigsten Punkte herauszuarbeiten und in ihrer subjektiven Bedeutung zu verstehen. Auf diese Weise gewinnt die Situation oder das Problem an Transparenz. Oft ergeben sich bereits dadurch neue Gesichtspunkte, und der Sender kann einen ersten Schritt in Richtung Lösung unternehmen.
- Voreilige Schlussfolgerungen und verfrühte Empfehlungen werden vermieden. Beides nützt den Beteiligten nichts.
- Der Andere erhält Gelegenheit, seine Geschichte «loszuwerden».

3.2 Grundprinzipien

Wie bereits erwähnt, verlangt gutes Hörverhalten eine aktive Beteiligung. Um die erwünschten Effekte zu erreichen, sollten bestimmte Dinge getan und andere unterlassen werden. Dabei geht es jedoch nicht um Manipulationen oder Tricks, sondern um «Echtheit». Darunter ist zu verstehen, dass Gefühlslage und verbales Verhalten des Zuhörenden übereinstimmen und seine Beteiligung am Gespräch «echt» ist. Hat man keine Zeit für das Gespräch oder kein Interesse daran, sollte es gar nicht stattfinden. Denn der Sender wird das schnell spüren und sich enttäuscht zurücknehmen.
Gutes Zuhören erfolgt auf der Basis dreier Grundprinzipien.

1. *Akzeptieren des Anderen als Person*
   Auf jemanden, der einem widerstrebt, kann man sich (fast) nicht konzentrieren.

2. Respektieren der Gefühle des Anderen
Zuweilen kann man nur schwer nachvollziehen, warum der Andere so ein «Theater» wegen einer bestimmten Sache macht oder wieso er so ruhig dabei bleiben kann. Ein wichtiger Grundsatz des Zuhörens besteht darin, dem Anderen seine Gefühle nicht zu nehmen, indem man zum Beispiel fragt: «Wieso regst du dich eigentlich so auf?» Unsere eigene Einschätzung in dieser Hinsicht darf keinesfalls den Ablauf des Gesprächs bestimmen.

3. Tolerieren der Eigenart des Anderen
Manchmal begegnet man Verhaltensweisen, die man nur schwer tolerieren kann, oder der Gesprächspartner entwickelt Sichtweisen, die erhebliche Bedenken beim Zuhörer wachrufen. Man sollte sich davon jedoch nicht vom Zuhören abbringen lassen. Denn bringt man in solchen Fällen seine Einwände zu früh ein und sagt beispielsweise: «Das sehe ich aber ganz anders!», besteht die Gefahr, dass der Andere sich ungerechtfertigterweise kritisiert fühlt und beginnt, sich zu verteidigen. Damit aber ist das Gespräch gelaufen. Später, wenn man die Situation des Erzählenden überblickt, kann man die eigene Sicht der Dinge immer noch ins Gespräch einflechten.

Diese drei Grundprinzipien bilden den Nährboden für gutes Hörverhalten. Alle anderen Kommunikationsaspekte versinken in Bedeutungslosigkeit, wenn diese Spielregeln nicht beachtet werden.

3.3 Gutes Hörverhalten

Der Empfänger muss durch sein Verhalten zeigen, dass er zuhört. Er muss dies so deutlich tun, dass sein Gegenüber dies auch erkennen kann. Dabei ist Folgendes zu beachten:

Suchen Sie Blickkontakt

Schaut man den Gesprächspartner regelmäßig an, ist das ein Signal dafür, dass man sich auf ihn einlässt. Dabei sollte jedoch vermieden werden, ihn regelrecht zu fixieren, denn starrer Blickkontakt ist unangenehm. Schweift der Blick jedoch zu häufig zur Decke oder aus dem Fenster, wird das vom Gegenüber leicht als Missachtung interpretiert.

Nehmen Sie eine interessierte Körperhaltung ein

Ihre Körperhaltung hat Einfluss auf Ihr Gegenüber. Wenn der Andere etwas erzählt, möchte er gerne an Ihrer Haltung und an Ihrem Gesicht sehen, dass Sie an ihm und seiner Erzählung interessiert sind.

Ermutigen Sie den Sender

Betrachten Sie nochmals das Beispiel Nummer zwei am Anfang dieses Kapitels. Erzählt man etwas per Telefon, erwartet man vom Anderen Reaktionen wie «Ja-ja, hm-hm» oder Ähnliches, um feststellen zu können, dass er einem Gehör schenkt. Auch im direkten Gespräch sind solche Reaktionen sehr wichtig. Deshalb empfiehlt es sich, ab und zu zu nicken, eine zustimmende Gebärde zu machen oder erstaunt dreinzusehen. All das sind kleine Ermutigungen, die den Sender anregen weiterzusprechen.
Aber auch hier gilt: Die nonverbalen Botschaften müssen «echt» sein.

Bitten Sie um Verdeutlichung, wenn Sie etwas nicht verstehen

Manche Menschen getrauen sich nicht, Fragen zu stellen, weil sie meinen, dadurch dumm oder uninformiert zu erscheinen. Im Verlauf eines Gespräches sind klärende Fragen jedoch sehr wichtig. Sie stellen nicht nur ein Zeichen des Interesses dar, sondern dienen auch dazu, die Sichtweise des Anderen zu verstehen und die Bedeutung zu erfassen, die seine Botschaften für ihn besitzen. Dabei empfiehlt es sich, zunächst nur Fragen zu stellen, die sich direkt auf den Inhalt dessen beziehen, was der Sender erzählt. Weiterführende Fragen oder solche aus Neugierde können Sie später immer noch stellen. Verdeutlichungsfragen sind zum Beispiel: «Wie meinst du das genau?» oder «Kannst du mir etwas mehr darüber erzählen?» Sie zeigen das Interesse des Empfängers an den Mitteilungen des Senders.

Stellen Sie ruhig Vertiefungsfragen

Wenn Ihnen jemand etwas erzählt, besitzt seine Geschichte meistens auch eine emotionale Bedeutung für ihn. Er fand etwas angenehm oder unangenehm, er war überrascht, erschrocken, ärgerlich usw. Erzählen wir jedoch von derartigen Geschehnissen, lassen wir die emotionalen Aspekte der betreffenden Situation häufig weg. Manche Menschen scheuen sich, ihre Emotionen anzusprechen, weil sie glauben, das schicke sich nicht; andere wiederum scheuen sich, danach zu fragen, weil sie meinen, das sei indiskret. Doch wenn Sie das Gefühl haben, dass der Andere nichts von Emotionen erzählt, obwohl eigentlich welche beteiligt sein müssten, können Sie ruhig Bemerkungen machen oder Fragen stellen wie: «Das muss dich doch richtig geärgert haben!» oder «Hast du dich da nicht gefreut?» Auch damit zeigen Sie Ihr Interesse.

Umgekehrt kann es jedoch auch sein, dass jemand (fast) nur Emotionen zum Ausdruck bringt, ohne eine Geschichte dazu zu erzählen. Auch dann kann man als Zuhörer eine Vertiefungsfrage stellen, zum Beispiel: «Wie ist es denn gekommen, dass du dich so ärgerst?»

Zuhören heißt, verstehen zu wollen, was jemand meint. Wir müssen uns deswegen sowohl dem Inhalt als auch den emotionalen Gesichtspunkten der Geschichte aktiv zuwenden. Achten Sie jedoch darauf, dass der andere seine Geschichte vollständig erzählen kann und nicht zu häufig unterbrochen wird.

Formulieren Sie Zusammenfassungen

Bei einer langen und verwirrenden Geschichte, in deren Verlauf der Sender «von Hölzchen auf Stöckchen kommt», ist es wichtig, regelmäßig zusammenzufassen. Dadurch bleibt der rote Faden erhalten und es fällt dem Sender leichter, Ordnung in seine Erzählung zu bringen. Nutzen Sie die Gelegenheit zur Zusammenfassung, wenn der Erzähler eine Pause einlegt, und unterbrechen Sie das Gespräch nur dann, wenn es allzu verwirrend wird. Vermeiden Sie bei der Zusammenfassung, Ihre Meinung über Interpretationen einzubringen.

Halten Sie sich mit eigenen Meinungen und Auffassungen zurück

Benützen oder missbrauchen Sie die Geschichte des Anderen nicht, um sich selbst im Übermaß in die Senderfunktion zu bringen und endlich das zu sagen, was Sie schon immer sagen wollten. Vertiefen Sie sich erst in die Situation des Anderen; versuchen Sie, ihn zu verstehen. Stellen Sie keine Suggestivfragen wie beispielsweise: «Du meinst doch sicher, dass … oder!» Ist der Andere nicht Ihrer Auffassung, sieht er sich vielleicht genötigt zuzustimmen. Widerspricht er aber, glaubt er eventuell, sich verteidigen zu müssen.

Kontrollieren Sie Ihre Emotionen

Es gilt, die Meinungen des Anderen zumindest zunächst zu akzeptieren und Neutralität zu wahren, auch wenn sie uns nicht gefallen. Es besteht sonst die

Gefahr, dass die eigenen Emotionen unsere Sicht trüben und der Gesprächspartner sich nicht angenommen fühlt. Dadurch aber wird das Zuhören massiv erschwert.

Hetzen Sie nicht

Nehmen Sie sich Zeit!
Menschen reden nicht gleich schnell, sie handeln nicht gleich schnell – und sie denken auch nicht gleich schnell. Manche brauchen mehr Zeit, um sich zu sammeln, andere wieder wollen sich erst genau überlegen, was sie sagen. Es ist sehr wichtig, dem Gesprächspartner das Gefühl zu geben, das Sie sich Zeit für ihn nehmen und er in Ruhe sagen kann, was er möchte. Deswegen empfiehlt es sich auch nicht, vorschnell zu versuchen, das Gespräch weiterzutreiben, etwa indem man fragt: «Meinst du vielleicht, dass ...?»

Denken Sie auch daran, wie Sie sich fühlen würden, wenn Ihr Gesprächspartner ständig auf die Uhr sieht oder einstweilen schon seine Unterlagen zusammenpackt. Auch Menschen, die unter einem Sprachfehler leiden, zum Beispiel unter Stottern, empfinden es oft als sehr unangenehm, wenn sie sich gedrängt fühlen.

Geraten Sie tatsächlich in Zeitnot, ist es besser, das Gespräch zu vertagen.

Haben Sie keine Scheu vor Stille

Manchmal muss der Andere darüber nachdenken, wie er mit seiner Geschichte beginnen oder wie er sie fortsetzen soll, oder er sucht nach bestimmten Formulierungen. Stellen Sie ihm genügend Zeit dafür zur Verfügung, auch wenn Phasen der Stille eintreten. Stille gehört zu einem Gespräch, und sie braucht nicht «gewaltsam» ausgefüllt zu werden. Versuchen Sie, dem Tempo des anderen zu folgen und es zu akzeptieren.

Diese Regeln des guten Hörverhaltens sollte man erst einmal bei sich selbst überprüfen. Erst danach kann man andere im Hinblick darauf beobachten. In den nächsten Kapiteln werden einige der angesprochenen Gesichtspunkte weiter vertieft, zunächst geht es aber um Fehlerquellen beim Zuhören.

3.4 Fehlerquellen

Es gibt viele Fehlerquellen beim Zuhören. Eine Auswahl:

Signalisieren von Desinteresse

Obwohl es gewöhnlich als selbstverständlich betrachtet wird, eine Interesse signalisierende Hörhaltung einzunehmen und Blickkontakt zu halten, kommt es dennoch häufig zu Fehlern.

Manchmal wird das, was man gerade tut, einfach fortgesetzt, obwohl jemand mit einem spricht. Man selbst weiß ja, dass man zuhört, doch deswegen braucht es der Andere nicht zu bemerken. So haben manche Lehrer die Angewohnheit, auf Fragen ihrer Lernender zu antworten, obwohl sie sich gerade der Tafel zuwenden und etwas anschreiben. Im Grunde genommen wird damit signalisiert: «Frag mich nichts!», obwohl das gar nicht in der Absicht des Lehrers liegen mag. Bei anderen kann man aus der Mimik nicht ableiten, dass sie zuhören. Aber, liebe Lernende: Durchaus nicht wenige von euch lieben es, während des Unterrichts etwas auf ein Blatt Papier zu kritzeln oder sich mit dem Nachbarn zu unterhalten. Auch das ist schlechtes Hörverhalten, selbst wenn es gar nicht so gemeint ist.

Den Anderen nicht aussprechen lassen

Wie schon erwähnt, lassen wir den Anderen häufig nicht aussprechen. Obwohl die Geschichte erst teilweise erzählt ist, mischen wir uns ein. Das ist der Fall, wenn wir wissen, was der Andere sagen wird – allerdings glauben wir das meistens nur – oder wenn wir uns lieber selbst reden hören. Vor allem geschieht dies aber, wenn uns das Thema selbst emotional anrührt. Auch deswegen gilt es, die eigenen Emotionen zunächst einmal zurückzustellen.

Die eigene Geschichte erzählen

Manchmal erinnert uns ein Gespräch an eigene Erfahrungen. Jemand erzählt etwas und fragt: «Was hältst du davon?» Sie antworten: «Oh, so etwas habe ich auch schon mal erlebt» und erzählen Ihre Geschichte.

Mit den Gedanken anderswo sein

Sind Sie nicht bei der Sache oder nicht an der Geschichte interessiert, ist es am besten, wenn Sie das Ihrem Gesprächspartner sagen. Dann kann er sich die Zeit sparen und jemand anderes suchen, der ihm zuhört. Häufig fühlen wir uns veranlasst, so zu tun, als ob wir zuhören. Sind wir jedoch mit anderen Dingen beschäftigt, die uns wirklich wichtig sind, brauchen wir kein schlechtes Gewissen zu haben, wenn wir nicht zuhören. Allerdings hat der Andere geradezu ein Recht darauf, dass wir ihm diesen Umstand mitteilen.

Impulsiv reagieren

Manchmal hat man das Gefühl, schon nach einem halben Satz genau zu wissen, worum es geht. Das mag zwar in manchen Fällen zutreffen, häufig aber stimmen unsere Annahmen keineswegs. Unsere Reaktionen kommen oft zu schnell, und es entsteht die Gefahr, dass wir dem Anderen immer wieder ins Wort fallen. Dadurch kann die ganze Geschichte eine andere und unter Umständen falsche Wendung nehmen, oder man bekommt ein vollständig unzutreffendes Bild der Situation.

Zu schnell Ratschläge erteilen

Wir wollen ja so gerne in schwiergen Situationen oder bei Problemen helfen ... Oft nehmen wir uns jedoch zu wenig Zeit, um das Problem differenziert und aus verschiedenen Blickwinkeln zu betrachten. Häufig hört man: «Wenn ich du wäre, würde ich ...» Antwortet der Sender, dass er genau das schon versucht habe, erfolgt der nächste Ratschlag: «Also, dann machst du es eben so ...» Auf diese Weise aber wird die Beratung zum Lotteriespiel. Wir setzen sie solange fort, bis ein Glückstreffer erfolgt – oder auch nicht. Wollen wir dem Anderen Empfehlungen geben, gilt es zu akzeptieren, dass er es ist, der seine Situation am besten kennt. Bestimmt hat er schon einige naheliegende Dinge ausprobiert oder in Erwägung gezogen, um sein Problem zu lösen, und wenn es geklappt hätte, würde er uns nicht um Rat fragen. Durch voreilige Ratschläge wird der Andere leicht dazu gedrängt, sich zu verteidigen, oder er kommt zu dem Schluss, dass wir seine Situation nicht verstehen, und bricht das Gespräch ab.

Deswegen: erst nachfragen, dann beraten!

Wertend reagieren

Zuhören heißt, die Bedeutung der Situation für den Anderen zu erfassen. Deswegen sollten wir uns mit negativen Wertungen – aber auch mit positiven – zurückhalten. Das gilt sowohl für den Inhalt der Mitteilungen des Anderen als auch für seine Person. Vor allem bei negativen Wertungen kommt es häufig zu einem Streitgespräch.

Annahmen zu früh aussprechen

Vorschnelle Annahmen werden häufig in Sätzen ausgedrückt wie: «Wahrscheinlich ist es dazu gekommen, weil du ...», worauf die jeweilige Annahme mitgeteilt wird. Selbstverständlich müssen solche Annahmen nicht immer falsch sein, doch vorerst geht es darum, die subjektive Sichtweise des Gesprächspartners genau zu verstehen. Deshalb ist es besser, eine Frage folgender Art zu stellen: «Wie ist es denn deiner Meinung nach dazu gekommen?»

Auch für diesen Abschnitt gilt: Achten Sie zunächst darauf, wie Ihr eigenes Hörverhalten aussieht.

Diskussionsfragen
1. Was erwarten Sie vom Hörverhalten des Anderen?
2. Welche Fehler beim Zuhören stellen Sie bei anderen häufig fest?
3. Wie lassen Sie andere spüren, dass Sie zuhören?
4. Welche Fehler im Hörverhalten machen Sie häufig?

Übung
Führen Sie Gespräche in Kleingruppen und halten Sie diese wenn möglich auf Video fest. Wählen Sie Personen aus, die diese Gespräche direkt beobachten oder sprechen Sie die Videoaufnahmen durch. Arbeiten Sie in beiden Fällen anhand der nachfolgenden Observationsliste. Achten Sie dabei besonders auf Übereinstimmungen und Diskrepanzen hinsichtlich des Beobachteten.

Beobachtungsliste für das Hörverhalten

	Ja	Nein
Der Zuhörer		
1. sucht Blickkontakt	☐	☐
2. nimmt eine interessierte Körperhaltung ein	☐	☐
3. Seine Körperhaltung ist gekennzeichnet durch:		
• Entspanntheit	☐	☐
• Angespanntheit	☐	☐
• Zurücklehnen	☐	☐
• Nach vorne Lehnen	☐	☐
• Offenheit	☐	☐
• Geschlossenheit	☐	☐
• Ruhige Gestik	☐	☐
• Unruhige Gestik	☐	☐
• Mimik	☐	☐
4. gibt kleinere Ermutigungen in Form von:		
• «hm-hm» usw.	☐	☐
• Nicken	☐	☐
• Gebärden	☐	☐
• Fragenden Blicken	☐	☐
• Handstellung	☐	☐
5. bittet um Verdeutlichungen	☐	☐
6. stellt Vertiefungsfragen	☐	☐
7. lässt Stille im Gespräch zu	☐	☐
8. formuliert Zusammenfassungen	☐	☐
9. vermittelt Ruhe	☐	☐
10. kontrolliert die eigenen Emotionen	☐	☐

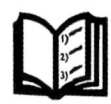

Aufgaben

1. Wählen Sie eine bestimmte Situation aus, in der Sie das Hörverhalten beobachten möchten. Schreiben Sie einen kurzen Bericht über Ihre Beobachtungen.
Mit anderen Worten: Wie zeigen die Gesprächsteilnehmer, dass sie einander zuhören? Welche Fehler werden am häufigsten gemacht? Was könnten die Gründe dafür sein?
2. Überprüfen Sie in einer bestimmten Situation Ihr eigenes Hörverhalten. Versuchen Sie bei erkannten Schwächen, aktiv und bewusst Verbesserungen einzuüben. Schreiben Sie einen kurzen Bericht über Ihre Erfahrungen.

Kapitel 4.
Zusammenfassen

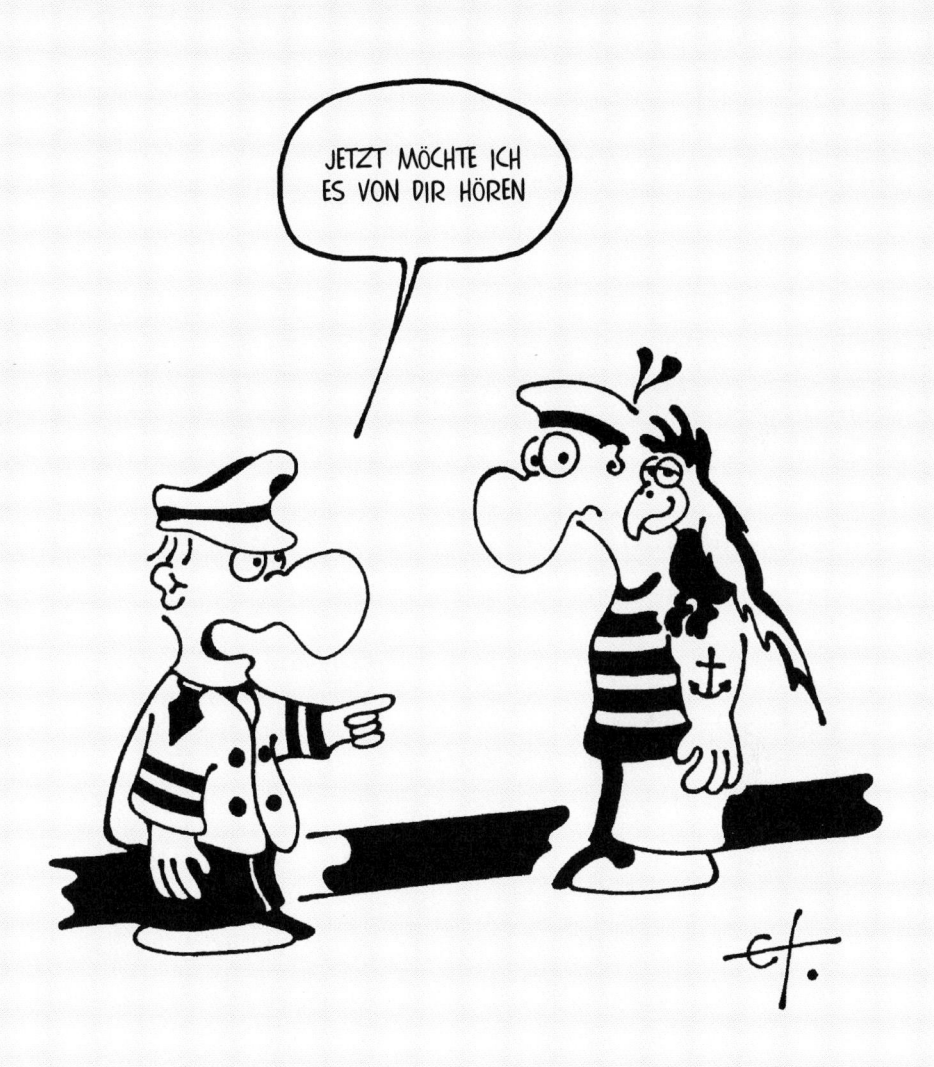

Fallbeispiel

Lehrer: «Wie gefällt dir der Unterricht, so wie er hier bei uns abläuft?»

Student: «Das kann ich nicht so einfach sagen; ich habe verschiedene Eindrücke. Einige Sachen finde ich gut, andere wieder nicht.»

Lehrer: «Du findest den Unterricht nicht wirklich gut und auch nicht wirklich schlecht?»

Student: «Genau! Was ich zum Beispiel gut finde ist, dass wir hier in kleinen Gruppen arbeiten. Man bekommt die Chance was zu sagen und darüber nachzudenken. Andererseits müssen wir trotzdem Prüfungen machen.»

Lehrer: «Also deiner Meinung nach schließen die Prüfungen nicht an das an, was wir in den Diskussionsgruppen tun?»

Student: «Eben! Die Prüfungen sind eine reine theoretische Befragung ohne wirkliche Bedeutung und ohne Praxisbezug. Die Gedanken und die wertvollen Diskussionen in der Gruppe werden dabei nicht berücksichtigt.»

Lehrer: «Wenn ich es also richtig verstehe, findest du den Unterricht nicht optimal. Für dich besteht eine Diskrepanz zwischen dem aktivem Arbeiten in den Gruppen und dem Beantworten von reinen Wissensfragen in der Prüfung.»

Student: «Das ist auch nicht ganz richtig; den Unterricht finde ich gut, aber die Prüfungen schließen nicht daran an. Ich mag Prüfungen nicht.»

Lehrer: «Was dich also vor allem stört ist, dass in den Prüfungen Sachen gefragt werden, die im Unterricht nicht oder kaum besprochen werden?»

Student: «Ja, das meine ich.»

Dieses Beispiel zeigt, dass durch Zusammenfassungen die Meinungsbildung des Anderen gefördert werden kann. Lässt man ihn spüren, was man bis jetzt verstanden hat, wird er angeregt, seine Aussagen zu konkretisieren.

In diesem Kapitel werden wir diese Fertigkeit vertiefen, indem wir die Funktionen und Prinzipien von Zusammenfassungen betrachten, und uns auch den möglichen Fehlerquellen zuwenden. Ich möchte betonen, dass man durch Zusammenfassungen sowohl die Sachebene als auch die Gefühlskomponenten der betreffenden Aussagen hervorheben kann.

Das Zusammenfassen ist eine wichtige Fertigkeit, die es erlaubt, den Anderen zu ermuntern, wichtige Aspekte zu äußern, ohne ihm eine Richtung vorzugeben. Sollen Gruppengespräche gut verlaufen, sind regelmäßige Zusammenfassungen ebenfalls wichtig. Sie erleichtern auch das Anfertigen von Berichten und die Protokollführung.

4.1 Bedeutung

Eine Zusammenfassung ist eine knappe, verkürzte Wiedergabe eines Teils des Gesprächs. Sie stellt eine möglichst genaue und zusammenhängende Wiedergabe der Informationen dar, die im vorausgegangenen Gesprächsteil zur Sprache kam.

Bezieht sich die Zusammenfassung auf den Sachinhalt, sprechen wir von einer inhaltlichen Zusammenfassung; werden Gefühle zusammengefasst, wollen wir dies Gefühlszusammenfassung oder Gefühlsreflexion nennen.

Eine Zusammenfassung bildet einen Ruhepunkt im Gespräch. Es kommen keine neuen Dinge zur Sprache, und es wird geordnet, was bereits erwähnt worden ist. Dem Sender wird ein Spiegel vorgehalten; er hört die Schwerpunkte seiner Botschaft, wie sie der Empfänger verstanden hat.

Zusammenfassungen ordnen ein Gespräch und können zu Ergänzungen und Korrekturen führen.

Bei Gruppendiskussionen kann durch eine Zusammenfassung der möglicherweise verloren gegangene rote Faden wieder aufgenommen werden.

4.2 Funktionen

Wir wollen nun die Funktionen von Zusammenfassungen näher beleuchten. In konkreten Situationen besitzen Zusammenfassungen jedoch oft mehrere Funktionen gleichzeitig.

Ordnung ins Gespräch bringen

Im Gespräch wechseln wir (zu) häufig das Thema. Es scheint, als ob Menschen alles, was ihnen wichtig erscheint, einbringen wollen. Das ist vor allem der Fall, wenn ein Thema emotionale Bezüge aufweist. Besonders dann ist es sehr wichtig, zwischen Haupt- und Nebenpunkten des Gesprächs zu unterscheiden und das Wesentliche festzuhalten, damit der rote Faden des Gesprächs weiter verfolgt werden kann. Eine Zusammenfassung dieser Art wirkt wie eine Drehung am Steuerrad, die es uns erlaubt, weiter Kurs auf das Ziel zu halten.

Zum Weiterdenken anregen

Wenn jemand in Kurzfassung nochmals hört, was er gesagt hat, fällt es ihm leichter, neue Informationen zu verarbeiten oder Ergänzungen und Konkretisierungen vorzunehmen, so dass seine Geschichte vollständiger wird. Er hört, wie weit er schon ist, und kann einfacher überblicken, was noch dazu gehört.

Sachbezogenheit herstellen

Ist der Andere durch das Thema emotional aufgewühlt, beherrschen seine Gefühle häufig das Gespräch, so dass die Fakten zu kurz kommen. In solchen Fällen kann es nach einer kurzen Gefühlsreflexion sinnvoll sein, eine Zusammenfassung der Fakten zu geben, zum Beispiel: «Ich verstehe, dass du sehr verärgert bist; bis jetzt hast du erzählt, dass ...»

Dadurch wird der Andere eingeladen, die Fakten zu konkretisieren.

Auch bei Gruppendiskussionen, die stark von Emotionen geprägt sind, kann eine Zusammenfassung die Diskussion wieder auf die Sachebene bringen, etwa: «Ich verstehe, dass einige von euch sehr verärgert sind; ich werde einmal kurz zusammenfassen, was bisher geäußert wurde».

Ruhe vermitteln

Eine Zusammenfassung bringt Ruhe ins Gespräch; sie bietet dem Gesprächspartner Gelegenheit, sich zu sammeln und kurz über das Gespräch und dessen Fortsetzung nachzudenken.

Interesse zeigen

Wenn jemand regelmäßig vom Gesprächspartner hört, dass er verstanden wurde, kann er daran erkennen, dass dieser gut und aktiv zuhört.

Überprüfen des Verstandenen

Nicht nur der Sender kann aus einer Zusammenfassung entnehmen, ob er verstanden wurde, der Zuhörer kann sich damit auch selbst überprüfen, ob er die Informationen richtig versteht. Oft beendet man eine Zusammenfassung mit Fragen wie: «Stimmt das so?» oder: «Habe ich das so richtig verstanden?»

«Vielredner» bremsen

Bei Gruppengesprächen kommt es häufig vor, dass ein oder zwei Mitglieder einen großen Teil der Gesprächszeit für sich beanspruchen und stets das Wort ergreifen. Mit einer Zusammenfassung kann man diese unangenehme Situation unterbinden. Am Ende kann man dann zum Beispiel die Frage stellen: «Möchte noch jemand etwas dazu sagen?» So werden Vielredner gebremst und andere ermuntert, sich einzubringen.

Übereinstimmungen und Unterschiede aufzeigen

Bei Meinungsäußerungen in einer Gruppe können mit Hilfe einer Zusammenfassung Unterschiede und Übereinstimmungen aufgezeigt und gegenübergestellt werden. Übereinstimmungen müssen gewichtet werden, und über Unterschiede kann man diskutieren. Dabei gibt es zwei Möglichkeiten:

Man kann warten bis alle sich geäußert haben, oder man kann nach jedem Beitrag eine kurze Zusammenfassung geben und diese mit der Vorherigen vergleichen. Auf diese Weise wird die Schlusszusammenfassung langsam aufgebaut. In solchen Fällen sprechen wir auch von einer kumulativen Zusammenfassung.

Trennung von Inhalt und Gefühl

Eine besondere Form des Ordnens ist die Trennung von Inhalts- und Gefühlsaspekten. Das kann durch Bemerkungen geschehen wie: «Das ist also geschehen... und so hast du dich dabei gefühlt.» Inhaltsaspekte sind gefühlsfrei, die Gefühlsaspekte sind dabei nicht vorhanden oder spielen eine untergeordnete Rolle. Gefühlszusammenfassungen werden gegeben, wenn die Emotionen deutlich im Vordergrund stehen und der Inhalt im Wesentlichen dazu benutzt wird, das Gefühl zu verbalisieren. Bei einer Gefühlsreflexion kann man auch nonverbale Signale ansprechen, die zu beobachten sind und die auf Gefühle wie Freude, Trauer oder Enttäuschung schließen lassen. In den meisten Fällen ist es gut, sowohl die Gefühlsaspekte als auch die Inhaltsaspekte kurz zu beleuchten. Denn wird einer davon ausgegrenzt, kommt es zu einer verstärkten Steuerung des weiteren Gesprächsverlaufes. Dabei ist es sehr wichtig, dass der Andere bestimmt, worüber weiter gesprochen wird.

Ein Beispiel:
Jemand ist sehr verärgert über eine nicht bestandene Prüfung und findet das aus seiner Sicht außerordentlich ungerecht. Eine Zusammenfassung könnte folgendermaßen aussehen: «Du findest, dass du ungerecht behandelt worden bist, und

das macht dich wütend.» Der Betreffende sollte daraufhin die Wahl haben, ob er über den Sachverhalt der nicht bestandenen Prüfung oder über die «Unverschämtheit» des Prüfers reden möchte.

4.3 Formen der Wiedergabe

Durch die Wiedergabe des Gesagten ist es möglich, den Gesprächspartner zur Fortsetzung des Gesprächs zu bewegen. Das kann auf dreierlei Weise geschehen:

1. Wiederholen
Eine Wiederholung liegt vor, wenn man das Gesagte wörtlich wiedergibt. Meistens handelt es sich dabei um den letzten Satz; die Wiederholung bildet gleichsam ein Echo. Zum Beispiel hat jemand eine Geschichte erzählt und sagt zum Schluss: «… und ich habe die Nase voll!» Sie wiederholen: «…und du hast die Nase voll!» Meistens genügt das, um eine Fortsetzung des Gesprächs zu bewirken. Wird jedoch zu oft wiederholt, kommt es zum sogenannten «Papagei-Effekt», und der Gesprächspartner fühlt sich irritiert.

2. Zusammenfassen
Zusammenfassen ist das verkürzte Wiedergeben von Gesprächsteilen. Man versucht dabei, den roten Faden zu erfassen und den Kern des Gesprächs herauszufiltern. Eine Zusammenfassung beginnt oft mit Sätzen wie: «Ich fasse mal kurz zusammen» oder: «Was ich bis jetzt verstanden habe ist ...» oder: «Ich werde das, was wir besprochen haben, einmal kurz gliedern.» Damit weiß der Sender, dass jetzt eine Zusammenfassung folgt.

3. Paraphrasieren
Eine Paraphrasierung ist eine «verdeutlichende Umschreibung». Sie beinhaltet nicht nur eine kurzgefasste Wiedergabe der Schwerpunkte, sondern auch eine Reflexion der Bedeutung. Die Nachricht des Anderen wird mit eigenen Worten wiedergegeben. Deshalb ist eine Paraphrasierung etwas provozierender als eine Zusammenfassung.

Anhand eines Beispiels sollen die Unterschiede dieser drei Formen kurz beleuchtet werden.

Jemand sagt:

«Ich hatte für das schriftliche Psychologie-Examen alles sehr gut gelernt, und als ich die Fragen gesehen habe, dachte ich noch immer, dass es klappen würde. Nach dem Examen habe ich zu Hause nochmals alles rekapituliert und nur einige kleine Fehler entdecken können.

Jetzt haben wir das Ergebnis bekommen, und ich habe die Prüfung nicht bestanden. Ich verstehe das wirklich nicht. Aber eigentlich wundert es mich nicht; ich hätte es ja wissen müssen. Der Dozent kann mich nämlich überhaupt nicht leiden!»

Wiederholung

«Der Dozent kann dich nicht leiden.»

Zusammenfassung

«Du denkst, dass du im Examen eigentlich gut warst, und trotzdem hast du nicht bestanden. Aber das wundert dich eigentlich nicht.»

Paraphrasierung

«Du meinst, dass der Dozent dich bewusst benachteiligt hat?»

Es ist schwierig zu sagen, welche Form der Wiedergabe jeweils am geeignetsten ist.
 Wiederholungen langweilen leicht und lenken das Gespräch häufig in eine bestimmte Richtung.
 Paraphrasierungen setzen eine schnelle und genaue Auffassungsgabe voraus, weil das Gespräch sonst zu einem Ratespiel werden kann, das im Wesentlichen aus Suggestivfragen besteht. Zutreffende Paraphrasierungen allerdings beleben das Gespräch, denn der Empfänger spricht aus, was der Andere zwar sagen wollte, sich aber vielleicht nicht zu äußern getraute. In diesem Fall werden auch tiefer angelegte Gesichtspunkte angesprochen. Die Paraphrasierung steuert ziemlich stark, und wenn man falsch liegt, ist das natürlich unangenehm und wirkt sich hinderlich auf das Gespräch aus.
 Das Zusammenfassen ist eine relativ risikoarme Form der Wiedergabe; es fördert den Fortgang des Gesprächs, und man bleibt innerhalb des Gesprächsinhaltes.
 Das obige Beispiel zeigt uns deutlich, dass die Art der Wiedergabe maßgeblich bestimmt, inwieweit ein Gespräch fortgesetzt wird und welche Richtung es nimmt.
 Bei der Wiederholung hat der Zusammenfassende gewählt, und das Gespräch wird dort fortgesetzt, wo das «Echo» endet. Auch bei der Paraphrasierung hat der Empfänger gewählt. Das ist vertretbar, weil der unausgesprochene Kern der

Geschichte verbalisiert und «der Finger auf die Wunde gelegt» wird. Bei der eher neutral gehaltenen Zusammenfassung liegt die Wahl beim Anderen, und im weiteren Gesprächsverlauf kann genauer auf Inhalts- oder Gefühlsaspekte eingegangen werden.

4.4 Zusammenfassen

Nachfolgend die wichtigsten Regeln des Zusammenfassens:

Fassen Sie kurz, aber vollständig zusammen

Eine Zusammenfassung darf niemals länger als das eigentliche Gespräch sein, sollte aber die wichtigsten Aussagen und deren Zusammenhänge berücksichtigen (Inhalte und Gefühle; Übereinstimmungen und Unterschiede; Pros und Kontras).

Fassen Sie mehrfach zusammen

Warten Sie mit einer Zusammenfassung nicht zu lange und auf keinen Fall, bis der rote Faden verloren gegangen ist! Verbinden Sie Zusammenfassungen mit Gesprächsabschnitten von einigem Umfang. Eine Zusammenfassung kann auch als Übergang zum nächsten Thema fungieren.

Fassen Sie in eigenen Worten zusammen

Damit der «Papagei-Effekt» vermieden wird, empfiehlt es sich, mit eigenen Worten zusammenzufassen. Achten Sie dabei auch auf Verständlichkeit bei der Wortwahl.

Bleiben Sie beim Thema

Im Verlauf eines Gespräches werden oft sehr interessante Dinge angesprochen, die nichts mit dem eigentlichen Gesprächsthema zu tun haben. Erwähnen Sie solche Dinge nicht in der Zusammenfassung. Tun Sie es dennoch, kann das Gespräch abschweifen.

Fassen Sie in einer persönlichen Form zusammen

Bringen Sie die Zusammenfassung in eine persönliche Form. Sagen Sie zum Beispiel «Ich denke, dass ... » oder «Wenn ich dich richtig verstehe, meinst du …» In solchen Fällen erkennt sich der Sender erheblich leichter in Ihren Aussagen wieder, als wenn Sie von «man» oder «wir» sprechen. Auch bleibt der persönliche Charakter des Gespräches und somit der Spiegel-Effekt besser erhalten. Sagen Sie also nicht: «Es wurde gesprochen über ...», sondern «Peter sagte ...»

Vermeiden Sie Beurteilungen, Werturteile und Schlussfolgerungen.

Eine Zusammenfassung beschränkt sich auf den Inhalt des Gesprächs und bringt keine neuen Gesichtspunkte ins Spiel. Andernfalls wird sie zu einer Meinungsäußerung des Zusammenfassenden – und die ist nicht gefragt.

Lassen Sie sich die Korrektheit der Zusammenfassung bestätigen

Am Schluss oder auch bereits während der Zusammenfassung ist es wichtig zu fragen: «Stimmt das so?» oder: «Habe ich das so richtig verstanden?»

Geben Sie ein deutliches Signal, wenn Sie zusammenfassen möchten

Gesprächspartner müssen merken, dass eine Zusammenfassung ansteht.

Sagen Sie beispielsweise: «Ich habe den Eindruck, dass wir vom Thema abschweifen. Bis jetzt haben wir gesprochen über ...» Oder: «Ich möchte kurz überprüfen, ob ich das richtig verstanden habe; meiner Meinung nach hast du gesagt, dass ...»

Lassen Sie auch andere zusammenfassen

Bisher könnte der Eindruck entstanden sein, dass das Zusammenfassen allein Aufgabe des Empfängers sei. Das muss nicht immer so sein. Wenn man im Gespräch den roten Faden verloren hat, darf man ruhig mal fragen, ob jemand eine kurze Zusammenfassung geben könnte, zum Beispiel: «Könntest du einmal kurz zusammenfassen, was wir bis jetzt alles angesprochen haben; ich habe etwas den Überblick verloren.»

In einem persönlichen Gespräch kann man gelegentlich auch den Anderen zusammenfassen lassen. Ein günstiger Nebeneffekt besteht darin, dass er dadurch eventuell mehr Einsicht in seine eigene Situation oder Problematik gewinnt. Ein Beispiel: «Was sind deiner Meinung nach bis jetzt die wichtigsten Punkte unseres Gespräches?»

4.5 Fehlerquellen

Aus dem bisher Gesagten können wir leicht die Fehlerquellen beim Zusammenfassen ableiten. Fehler kommen dann zustande, wenn eine oder mehrere der erwähnten Regeln nicht eingehalten werden. Um Ihr eigenes oder das Vorgehen anderer beim Zusammenfassen zu überprüfen, können Sie anhand der nachfolgenden »Fehlerchecklist« vorgehen.
Wurde oder wurden

- zu oft oder zu wenig zusammengefasst
- die Unterscheidung zwischen Inhalt und Gefühl nicht beachtet
- der Papagei-Effekt nicht berücksichtigt
- eigene Annahmen verbalisiert anstatt Paraphrasierungen
- eigene Schlussfolgerungen oder Bewertungen ausgesprochen
- in der Zusammenfassung zu stark selektiert oder gesteuert
- in der Zusammenfassung nur das wiedergegeben, das die Zustimmung des Zusammenfassenden fand
- vorschnell angenommen, dass die Zusammenfassung korrekt ist
- ausschließlich selbst zusammengefasst.

Diskussionsfragen
1. Sollte während eines Gespräches auch das «Wann und Wann nicht?» oder das «Warum und Warum nicht?» zusammengefasst werden?
2. Was ist einfacher (oder erscheint zumindest so) und warum: Das Zusammenfassen des Inhaltes/der Fakten oder das Zusammenfassen von Gefühlen?
3. In welchen Situationen, denen Sie häufig begegnen, kann das Zusammenfassen von Bedeutung sein?

Übung
Bilden Sie Kleingruppen von jeweils drei Personen. Zwei Personen (A und B) führen ein Gespräch von zehn Minuten. Dabei wählen sie ein Thema, über das ausgesprochen unterschiedliche Meinungen zwischen ihnen herrschen. Die dritte Person beobachtet die beiden und überwacht die Spielregeln. Diese Spielregeln lauten:

- A äußert seine Meinung über das Thema. Er beginnt mit: «Ich finde, dass ..., weil ...»
- B gibt eine Zusammenfassung von dem, was A gesagt hat.
- A äußert sich dazu, ob die Zusammenfassung korrekt war oder nicht.
- War die Zusammenfassung korrekt, äußert B seine Meinung über das, was A gesagt hat.
- War die Zusammenfassung nicht korrekt, sagt A, was ihm nicht passte oder was er nicht richtig fand.
- B ergänzt/verbessert seine Zusammenfassung so lange, bis A einverstanden ist.
- Danach äußert B seine Meinung über das, was A gesagt hat.
- A fasst zusammen, was B gesagt hat.
- Stimmt die Zusammenfassung ... usw.

Der Beobachter achtet auf die Zeit und dokumentiert die Zusammenfassungen.

Nach einer kurzen Auswertung werden die Rollen gewechselt, bis alle drei Teilnehmer geübt haben.

Die Auswertung umfasst die Diskussion der Schwierigkeiten und positiven Lernerfahrungen sowie deren Ursachen.

Unterschiedliche Eindrücke können später im Plenum diskutiert werden.

Aufgaben

1. Zweifellos finden in Ihrer Ausbildung Gruppenarbeiten statt. Wechseln Sie dabei regelmäßig die Rollen und vor allem die des Gesprächsführers. Der Gesprächsführer soll regelmäßig Zusammenfassungen geben.
2. Führen Sie ein etwa zehn Minuten dauerndes Gespräch mit einem Kollegen oder einem Lehrer. Nehmen Sie das Gespräch auf Tonband auf und erstellen Sie ein wortwörtliches Protokoll.

Analysieren Sie das Protokoll in Bezug auf folgende Punkte:

- Wann haben Sie zusammengefasst?

- Um welche Formen der Wiedergabe handelte es sich dabei und welche Funktion hatten sie?
- Wie beurteilen Sie Ihre Zusammenfassungen im Nachhinein?
- Wo ergaben sich im Gespräch Möglichkeiten zur Zusammenfassung, die Sie nicht genutzt haben? Überlegen Sie sich, in welcher Form Sie am besten zusammengefasst hätten und welche Funktion der Zusammenfassung dabei zugekommen wäre.

Beobachtungsliste für das Zusammenfassen

Der Zusammenfassende/ die Zusammenfassung:

	Ja	Nein
1. ist kurz	☐	☐
2. ist vollständig	☐	☐
3. findet regelmäßig statt	☐	☐
4. fasst in eigenen Worten zusammen	☐	☐
5. bleibt beim Gesprächsthema	☐	☐
6. unterscheidet zwischen Inhalt und Gefühl	☐	☐
7. fasst in einer persönlichen Form zusammen	☐	☐
8. vermeidet:		
• Beurteilungen	☐	☐
• Werturteile	☐	☐
• Schlussfolgerungen	☐	☐
9. lässt sich die Zusammenfassungen bestätigen	☐	☐
10. gibt deutliche Signale	☐	☐
11. lässt auch den Anderen zusammenfassen	☐	☐
12. steuert nicht zu stark	☐	☐
13. ist nicht zu selektiv	☐	☐

Kapitel 5.
Fragen stellen

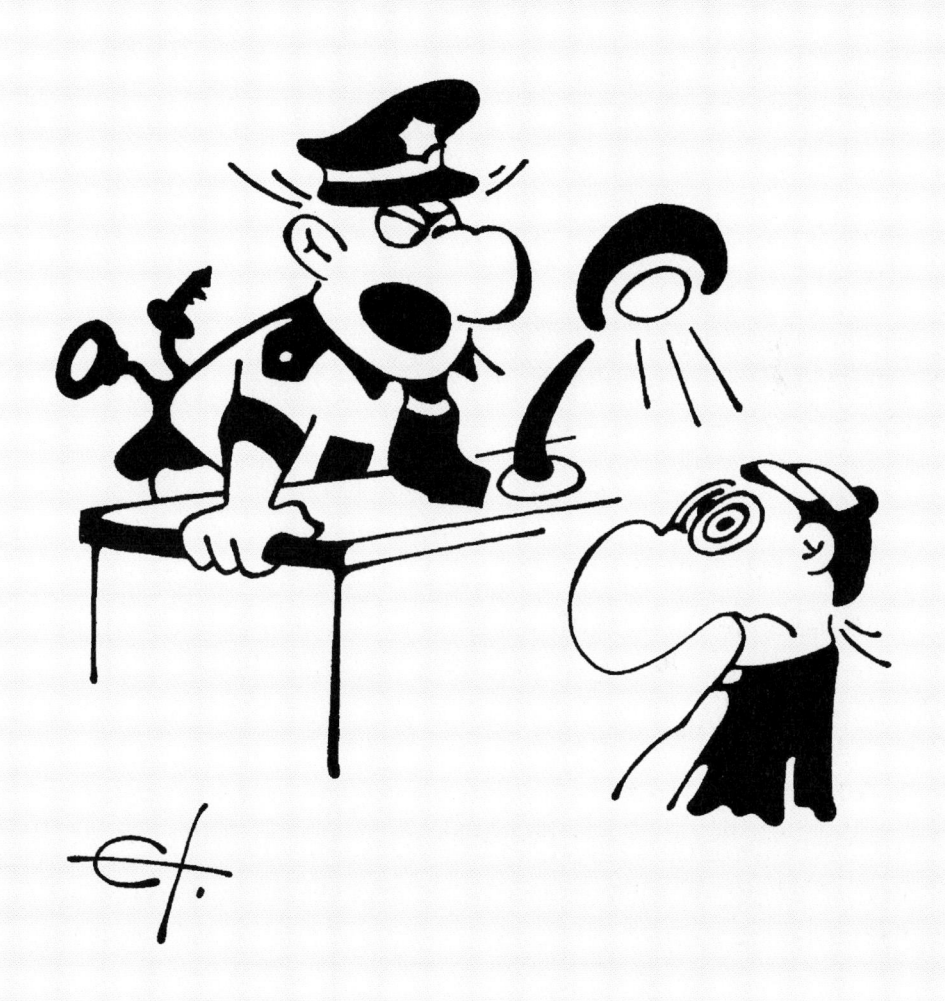

Beispiel 1
Frage: «Was hältst du von der Ausbildung?»
Antwort: «Manchmal nett, manchmal auch weniger nett.»
Frage: «Kommst du mit dem Studium zurecht?»
Antwort: «Im Allgemeinen geht es prima.»
Frage: «Hast du nette Studienkollegen?»
Antwort: «Im Großen und Ganzen schon.»
Frage: «Hast du ein Zimmer gemietet?»
Antwort: «Nein, ich fahre hin und her.»
usw.

Beispiel 2
Frage: «Was hältst du von der Ausbildung?»
Antwort: «Manchmal nett, manchmal auch weniger nett.»
Frage: «Wie meinst du denn das?»
Antwort: «Das Studium selbst läuft eigentlich prima, nur die Psychologie finde ich schwierig. Mit den meisten Studienkollegen komme ich gut zurecht, mit einigen allerdings verstehe ich mich nicht so gut.»
Frage: «Was stört dich denn an denen?»
Antwort: «Die wollen immer im Vordergrund stehen.»
Frage: «Was tun die denn genau?»
usw.

Diese beiden Beispiele besitzen das gleiche Ausgangsthema, durch die Art der Fragestellung jedoch nimmt das Gespräch einen unterschiedlichen Verlauf. Es wird außerdem deutlich, dass es der Fragesteller ist, der diesen Verlauf maßgeblich beeinflusst. Bestimmte Fragen «provozieren» bestimmte Antworten, wodurch der Gesprächsablauf festgelegt wird.

In diesem Kapitel werden wir einige Fragetypen genauer betrachten. Weiter wollen wir uns mit Vertiefungsfragen in Situationen befassen, in denen wir zu wenig Informationen vom Anderen bekommen haben und anhand von Evaluationskriterien überprüfen, ob die Informationen ausreichen oder nicht.

5.1 Bedeutung

In den vorherigen Kapiteln wurden die Fertigkeiten Wahrnehmen, Zuhören und Zusammenfassen behandelt. Dabei ging es stets darum, sich vom Gesprächsverhalten des Anderen leiten zu lassen und das Steuern des Gesprächs zu vermeiden. Beim Stellen von Fragen ist das anders. Eine Frage stellt man, wenn etwas noch nicht angesprochen wurde, was besprochen werden sollte, oder wenn es wichtige Informationen geben könnte, die noch nicht erwähnt wurden.

Fragen müssen Spielraum geben, weil oft noch nicht bekannt ist, welche Informationen fehlen. Fragen wie «Kannst du mir etwas mehr darüber erzählen?» oder «Wie meinst du das genau?» sind in solchen Fällen sehr gut geeignet.

Die wichtigste Überlegung beim Stellen von Fragen ist die Abwägung, wann es besser ist, den Anderen erzählen zu lassen oder sich Informationen zu verschaffen.

Klarheit bekommt man oft am ehesten, wenn man den Anderen zunächst erzählen lässt und dann im Verlauf des Gespräches durch Fragen Genaueres zu erfahren sucht. Damit wird Interesse für den Anderen signalisiert, und er wird angeregt, seine Situation treffender zu beschreiben und sie zu konkretisieren.

Interesse ist etwas anderes als Neugier! Liegt Interesse vor, wird auf das Anliegen des Gesprächspartners eingegangen, bei Neugier hingegen soll der Andere *meine* Bedürfnisse befriedigen. Dieser Unterschied muss in der Formulierung der Fragen zum Ausdruck kommen.

Im ersten Beispiel am Anfang dieses Kapitels ist der Fragesteller neugierig, im zweiten hingegen interessiert.

Wie schon in den bisherigen Kapiteln betont, müssen wir uns auch beim Stellen von Fragen in den Anderen hineinversetzen; es geht um *seine* Geschichte.

Beobachten Sie einmal zwei Personen, die ein Gespräch führen, und achten Sie dabei darauf, welche Funktionen Fragen besitzen. Manchmal liegt die Vermutung nahe, dass ihr Zweck darin besteht, selbst länger reden zu können; oft nehmen die Fragen einen größeren Teil des Gespräches ein als die Antworten.

Ob eine Frage, die man stellt, auch die «richtige» im «richtigen» Moment ist, hängt von ihrer Funktion im Gespräch ab.

Wir wollen jetzt die allgemeinen Funktionen von Fragen besprechen und danach die Typen von Fragen nach ihrer Funktion unterteilen.

5.2 Funktionen

Meinungen, Ideen und/oder Gefühle ergründen

Wenn man die Auffassung des Anderen über ein bestimmtes Thema ergründen möchte, ist es wichtig, dass die Fragen viel Spielraum geben. Vermeiden Sie, bereits durch die Frage selbst die Antwort zu steuern oder andere Antworteinschränkungen einzubauen.

Wenn Sie wissen möchten, was jemand von der Ausbildung hält, macht es einen gewaltigen Unterschied, ob Sie fragen: «Wie siehst du die Ausbildung?», oder ob die Frage lautet: «Findest du die Ausbildung gut?»

Nur die erste Frage ist auf die Meinung des Anderen ausgerichtet.

Dem Anderen helfen, sich über eigene Meinungen, Ideen und/oder Gefühle klarer zu werden

Hier gilt noch stärker als beim vorigen Punkt, dass die Fragestellung nicht schon die Richtung der Antwort vorgeben darf.

Auch hier ist eine Frage in Form von «Was findest du angenehm und weniger angenehm an der Ausbildung?» besser als «Fühlst du dich in der Ausbildung nicht wohl?».

Interesse am Anderen zeigen

Wenn Sie abends nach Hause kommen und Sie jemand fragt: «Wie war es denn in der Schule?», wird diese Frage meistens aus persönlicher Anteilnahme gestellt und weniger aus Interesse an den Details des Schultages.

Gelegenheit zum Abreagieren verschaffen

Wenn man spürt oder sieht, dass der Andere gereizt oder ärgerlich ist, das aber nicht sagt, kann man ihm durch Fragen wie «Bist du jetzt verärgert?» Gelegenheit geben, seinen Emotionen Luft zu verschaffen. In diesem Sinne sollte auch die Frage eines Lehrers verstanden werden, der einem Schüler eine schlechte Zensur geben musste und ihn fragt: «Bist du jetzt enttäuscht?»

Fakten überprüfen

Will man Fakten überprüfen, ist es am besten, gezielt danach zu fragen. Ärzte stellen oft Fragen dieser Art: «Wann haben Sie die Schmerzen zum ersten Mal gespürt?» oder: «Welche Medikamente nehmen Sie ein?» Auf diese Weise wird man gleichsam gezwungen, klare Aussagen zu machen.

Fakten sammeln ohne weitere Diskussion

Diese Funktion ähnelt der vorherigen. Sie sehen im Laden eine Hose, die Ihnen gefällt, aber kein Preisschild trägt. Daraufhin fragen Sie den Verkäufer: «Was kostet diese Hose?» In diesem Fall erwarten Sie nur, dass er den Preis nennt. Auch auf die Frage «Wie spät ist es?» erwarten wir eine kurze, klare Antwort.

Den Anderen veranlassen, sich zu erklären

Wenn man wissen möchte, ob jemand für oder gegen etwas ist und auf die Frage «Was hältst du davon?» keine eindeutige Antwort bekommt, fragt man am besten gezielt: «Bist du dafür oder dagegen?» Damit veranlasst man das Gegenüber, sich zu erklären. Allerdings werden die Antwortmöglichkeiten dadurch natürlich eingeschränkt.

Zusammenfassen von Inhalten des Gesprächs oder von Schlussfolgerungen daraus

Sie können im Gespräch in fragender Form darstellen, was Sie bis jetzt verstanden haben: «Also wenn ich das richtig sehe, bist du wütend, weil man dich nicht gefragt hat?»
Zusammenfassungen dieser Art können die Funktionen annehmen, die im 4. Kapitel («Zusammenfassen») bereits angesprochen wurden.

Der Höflichkeit genüge tun

Begegnen wir jemandem nach einiger Zeit wieder, stellen wir oft die Frage: «Wie geht es Ihnen?» Allerdings würden wir staunen, wenn jemand eine ausgedehnte und ehrliche Antwort darauf geben würde. Das aber ist auch nicht die Funktion dieser Frage, sondern sie dient dazu, der Höflichkeit genüge zu tun.

Ein Gespräch einleiten

Mit manchen Fragen kann man ein Gespräch einleiten. Denken Sie an die Standardfrage: «Schönes Wetter heute, nicht?» Doch oft möchte der Fragende eigentlich über etwas anderes als das Wetter reden.

Informationen konkretisieren und vertiefen

Viele Fragen werden gestellt, um den Anderen zu veranlassen, mehr über das zur Debatte stehende Thema zu erzählen. Es ist jedoch nicht immer einfach, den richtigen Zeitpunkt für eine vertiefende oder konkretisierende Frage zu bestimmen. In Abschnitt 5.5 wird dieser Punkt genauer behandelt.
Die bisherigen Ausführungen zeigen, dass man mit dem Stellen von Fragen

viele gute Absichten verfolgen kann. Man kann jedoch auch weniger gute damit verbinden, etwa

- jemanden in die Ecke zu treiben
- jemanden zu provozieren
- die eigene Neugierde zu befriedigen
- sich vor der eigenen Verantwortung zu drücken
- keine Stellung beziehen zu müssen usw.

Aus dem bisher Gesagten lassen sich die zwei häufigsten Formen von Missverständnissen beim Stellen von Fragen ableiten, nämlich

- Missverständnisse bezüglich der Funktion der Frage und
- Missverständnisse bezüglich der Absichten des Fragenden.

Erst wenn über beides Klarheit herrscht, wenn also die Funktion der Frage deutlich ist und kein Zweifel über die Absicht des Fragenden besteht, kann man eine ernstzunehmende Antwort erwarten. Daneben existieren noch eine Anzahl allgemein gehaltener Anforderungen, die eine gute Frage erfüllen soll:

- Die Frage muss verständlich formuliert sein
- Beim Stellen von Fragen muss ein aktives Hörverhalten an den Tag gelegt werden; Vertiefungsfragen sind dann oft überflüssig, «es läuft wie von selbst»
- Die Frage darf nicht über das Gesprächsthema hinausführen
- Die Frage darf die Antwort nicht bereits beinhalten
- Die Frage darf nicht einschränkend wirken, weil dann nur Teilinformationen gegeben werden können.

Außerdem gilt es noch, folgende Empfehlungen zu beachten:

- stellen Sie nicht zu viele Fragen auf einmal
- halten Sie die Fragen kurz
- meiden Sie suggestive und wertende Formulierungen.

Wie man sieht, kann eine Frage eine Vielzahl von Funktionen besitzen und muss einer ganzen Reihe von Anforderungen genügen. Deswegen können wir beim Fragen viele Fehler begehen. Hinzu kommt noch, dass das, was in einer bestimmten Situation gut und richtig ist, in einer anderen durchaus einen Missgriff darstellen kann.

5.3 Fragetypen

Welcher Fragetyp jeweils am besten geeignet ist, hängt davon ab, was und wieviel man wissen möchte. Die Fragen, die Sie stellen, sind mitbestimmend für den Inhalt, die Tiefe und den Umfang der Antworten. Im folgenden Abschnitt werden vier Fragetypen besprochen, und zwar:

- offene und geschlossene Fragen
- explorative in-Fragen und explorative ex-Fragen.

Durch die Wahl des Fragetyps wird festgelegt, ob der Andere in eine bestimmte Richtung gedrängt wird oder ob Spielraum für einen Informationsaustausch entsteht. Auch die Tiefe des Gespräches wird davon maßgeblich beeinflusst.

Offene und geschlossene Fragen

Eine offene Frage wirkt sich nur minimal auf Struktur und Richtung der Antwort aus. Der Antwortende bestimmt selbst, was er sagt.
Einige Beispiele für offene Fragen:

- «Warum hast du dich für diese Ausbildung entschieden?»
- «Was hältst du davon?»
- «Wie könnten wir das Problem am besten angehen?»
- «Wie siehst du die Sache?»
- «Welche Gefühle hattest du dabei?»

Offene Fragen laden zur Inhalts- und Gefühlsreflexion ein und bieten Spielraum, die Antworten offen und frei zu gestalten.

Eine geschlossene Frage bewirkt das Gegenteil. Der Spielraum für die Beantwortung ist eingeschränkt, und die Antworten sind meistens sehr kurz. Grundsätzlich kann man eine geschlossene Frage immer mit «ja», «nein» oder «vielleicht» beantworten. Wenn wir die oben dargestellten offenen Fragen in geschlossene umformulieren, sehen sie folgendermaßen aus:

- «War diese Ausbildung deine erste Wahl?»
- «Bist du damit einverstanden?»
- «Tun wir das gleich wie letztes Mal?»

- «Findest du nicht auch, dass ...?»
- «Hattest du auch solche Angst?»

In diesen Fällen besteht kaum Veranlassung, eine eigene Meinung zu äußern oder die eigenen Gefühle anzusprechen. Die Antwort ist durch die Frage determiniert, was bei der offenen Frage nicht der Fall ist.

Explorative in-Fragen (E-in) und explorative ex-Fragen (E-ex)

Kennzeichnend für E-in-Fragen ist, dass sie an das anknüpfen, was der Andere gerade gesagt hat. Man bleibt im Bezugsrahmen des Gesprächspartners und fragt in die Tiefe, daher die Bezeichnung E-in. Bei E-ex-Fragen hingegen wird ein neuer Aspekt angesprochen. Man fragt nicht in Abhängigkeit von der Antwort weiter, sondern tritt gewissermaßen aus dem unmittelbaren Bezugsrahmen des Senders heraus – daher die Bezeichnung E-ex. Fragen dieser Art bleiben eher an der Oberfläche, aber die Breite des Gesprächs erweitert sich.

Wenn wir die beiden Beispiele am Anfang dieses Kapitels nochmals betrachten, wird der Unterschied sofort klar. Im ersten Beispiel werden nur E-ex-Fragen, im zweiten nur E-in-Fragen gestellt.

Der wesentliche Unterschied besteht darin, dass beim Stellen von E-in-Fragen das Gespräch vom Gegenüber gesteuert wird. Bei E-ex-Fragen jedoch bestimmt der Fragensteller die Richtung des Gesprächs. Er verlässt dabei den Bezugsrahmen des Gesprächspartners und lenkt das Gespräch auf Inhalte, die für ihn von Interesse sind.

Der Unterschied zwischen offenen und geschlossenen Fragen liegt im Beantwortungs- und Formulierungsspielraum, der dem Anderen zur Verfügung steht. Der Unterschied zwischen E-in- und E-ex-Fragen bezieht sich auf die Richtungsvorgabe des Fragenden.

Welchen Fragetyp man einsetzt, hängt von der Funktion der Frage ab. Geht es um das Eruieren von Fakten, sind geschlossene und E-ex-Fragen besser geeignet. Wenn Sie hingegen den Anderen anregen möchten, Meinungen, Ideen, Gedanken und Gefühle zu äußern, sollten Sie offene und E-in-Fragen stellen.

Außerdem kann man mit Fragen dieses Typs weiterführende Überlegungen und Motive erfassen. Mit einer geeigneten Kombination aus offenen und E-in-Fragen können wir uns in die Gedankenwelt des Anderen hineintasten. Wir erfahren nicht nur, was er denkt, sondern auch, warum er dies tut. Wenn es außerdem wichtig ist, dass der Gesprächspartner mehr Einsicht in seine Situation gewinnt, sind offene und E-in-Fragen unerlässlich.

In der Welt der Therapie, wo eine (Selbst)Exploration der Gedanken- und Gefühlswelt des Klienten angestrebt wird, ist die Auseinandersetzung mit Fragen dieses Typs von gravierender Bedeutung.

Offene und E-in-Fragen sind kennzeichnend für einen Umgang miteinander, der von Mitwirkung und Teilhabe geprägt ist. Geschlossene und E-ex-Fragen deuten eher auf ein Verhältnis hin, das auf das Stellen einer Diagnose mit darauffolgender Anordnung entsprechender Maßnahmen ausgerichtet ist. Der Klient wird als bloße Informationsquelle betrachtet, und der Experte stellt fest, um welches Problem es sich handelt.

5.4 Nachfragen in Abhängigkeit von der Antwort

Häufig ergibt sich die Notwendigkeit, vertiefend nachzufragen. Die Gründe dafür können sehr unterschiedlich sein. Zum Beispiel kommt es vor, dass der Andere

- in den Antworten oberflächlich bleibt
- widersprüchliche Informationen gibt
- bestimmte Dinge verbergen möchte
- Annahmen und Interpretationen ohne Begründung äußert oder
- unbekannte Wörter benützt.

In all diesen Fällen können Sie Informationslücken relativ leicht durch Nachfragen beseitigen.

Schwieriger wird es jedoch, wenn der Andere eine Antwort gibt, die Sie erwartet haben oder die Ihre Zustimmung findet. Denn dann fällt es oft schwer, weiter zu fragen. Sie werden häufiger ein «Wieso meinst du das?» äußern, wenn Sie eine unerwartete Antwort bekommen oder eine, der Sie nicht beipflichten können. Es kann auch sein, dass jemand eine Antwort gibt, mit der Sie übereinstimmen, wobei allerdings die Begründung dafür eine ganz andere ist als die Ihre.

Manchmal muss man sich auch überwinden, weiter zu fragen. Einige Gründe dafür sind:

- Sie denken, dass der Andere Sie für unwissend hält, wenn Sie nach der Bedeutung eines bestimmten Wortes fragen
- Sie befürchten dass der Andere denkt, Sie hielten ihn für dumm, weil er sich nicht verständlich ausdrücken kann
- Sie haben Angst, den Anderen zu verletzen und in seine Privatsphäre einzudringen

- Sie scheuen sich, tiefergehende Fragen zu stellen, obwohl Sie das Gefühl haben, dass der Andere zu stark an der Oberfläche bleibt.

Wie man sieht, gibt es eine ganze Reihe von Gründen, nicht nachzufragen. Es sollte jedoch nicht dazu kommen, dass der Fortgang des Gespräches durch Informationslücken bestimmt wird, die Sie nicht entdeckt haben. Darum werde ich im folgenden Abschnitt vier Evaluationskriterien beschreiben, mit deren Hilfe Sie kontrollieren können, ob eine Antwort inhaltlich zureichend ist oder nicht.

5.5 Evaluationskriterien für Antworten

Folgende Verfahrensweisen kommen zur Sprache:
- Evaluation der Validität
- Evaluation der Vollständigkeit
- Evaluation der Relevanz und
- Evaluation der Deutlichkeit.

Validität

Die Validität einer Antwort bezieht sich darauf, inwieweit der Andere ohne Verzerrung oder Verschönerung sagt, was er denkt. Menschen sprechen nicht immer direkt aus, wie sich ihre Situation darstellt oder was sie von bestimmten Dingen halten.
Ein Beispiel:
Sie sind bei Freunden zum Abendessen eingeladen. Obwohl das Essen nicht gerade toll war, werden Sie auf die Frage, ob es Ihnen geschmeckt hat, vermutlich mit einem «Vorzüglich!» antworten. Diese Antwort ist nicht valide. Die Ursache dafür liegt darin, dass Sie aus Höflichkeitserwägungen heraus Ihre Bekannten nicht vor den Kopf stoßen wollten.

Nicht-valide Antworten können auch dadurch zustande kommen, dass man sich nicht traut, die eigene Meinung zu äußern, weil die Reaktion der Gruppe unangenehm sein könnte. Beispielsweise ist Ihr Kurs oder Ihre Klasse gerade dabei abzusprechen, am Abend gemeinsam ins Kino zu gehen, und Sie haben eigentlich gar keine Lust dazu. Auf die Frage, ob Sie den gemeinsamen Kinobesuch in Ordnung finden, antworten Sie jedoch: «Aber klar!»

Ein dritter Grund, um keine valide Antwort zu geben, ist der Hang, sozial erwünschtes Verhalten zu zeigen, also so zu antworten, dass es für den Anderen auf jedem Fall akzeptabel ist.

Vollständigkeit

Die Vollständigkeit bezieht sich auf den Umfang der Antwort. Hat der Andere alles erzählt, was von Belang ist?

Angenommen, Sie fragen jemanden, der gerade von einem Popkonzert kommt, wie ihm die Band gefallen hat. Die Antwort lautet: «Den Gitarristen fand ich prima.» Diese Antwort ist unvollständig. Dabei kann es jedoch durchaus sein, dass der Andere die Frage in eingeschränktem Sinn auffasste und nur das antwortet, was ihm am wichtigsten erscheint.

Auch Höflichkeitserwägungen und soziale Erwünschtheit können zur Unvollständigkeit einer Antwort wesentlich beitragen. Im Abendessen-Beispiel könnten Sie auch sagen: «Der Kräutermantel um das Fleisch war fantastisch.» Das kann natürlich wahr sein, aber es bleibt trotzdem eine unvollständige Antwort. Unvollständige Antworten können auch durch Vergessen zustandekommen. Werden Sie beispielsweise gefragt, welche Bücher Sie im letzten halben Jahr gelesen haben, mag Ihre Antwort allein deshalb unvollständig bleiben, weil Sie das eine oder andere davon schlichtweg vergessen haben.

Relevanz

Eine Antwort ist relevant, wenn sie einen deutlichen Bezug zur gestellten Frage aufweist. Angenommen, Sie fragen einen Studienkollegen: «Kannst du alles, was wir für das Examen wissen müssen?», und er antwortet: «Ich habe von allen wichtigen Texten Zusammenfassungen gemacht.» Dies ist eigentlich keine Antwort auf Ihre Frage. Vielleicht hat er Sie nicht richtig verstanden und gibt deshalb keine Antwort auf die Frage selbst, sondern auf seine Interpretation der Frage. Nicht-relevante Antworten werden häufig deshalb gegeben, weil der Andere die Frage lieber nicht konkret beantworten möchte.
Ein Beispiel:
«Was hältst du von unserem Psychologie-Dozenten?»
«Ich höre viel Positives über ihn.»

Deutlichkeit

Eine Antwort ist deutlich, wenn auf Seiten des Fragenden keine Interpretationen mehr möglich sind.

Wenn Sie jemanden fragen: «Was hältst du von der Bildungspolitik der Regierung?», und er antwortet: «Die hat gute und schlechte Seiten», handelt es sich um eine undeutliche Antwort; sie ist vage und unbestimmt.

Antwortet Ihr Gegenüber undeutlich, kann es sein, dass die Frage zu allgemein gestellt wurde, um eine deutliche Antwort zu ermöglichen. Je allgemeiner die Frage, desto weniger konkret die Antwort. Eine andere Möglichkeit besteht darin, dass der Andere die genaue Antwort nicht kennt, aber trotzdem antworten möchte. Dieser Fall kann eintreten, wenn Sie jemanden beispielsweise fragen: «Wann hast du Hans zum letzten Mal gesehen?» und er antwortet: «Das ist längere Zeit her.»

Hier einige weitere Beispiele zur Verdeutlichung der Evaluationskriterien. Ausgangspunkt ist stets die gleiche Frage.
Der Dozent fragt: «Wie findet ihr meinen Unterricht?»
Sie finden den aber gar nicht so toll!

«Ach, es geht schon.»	Diese Antwort ist nicht valide.
«Sie reden manchmal etwas zu schnell.»	Diese Antwort ist nicht vollständig.
«Sie beenden die Stunden immer pünktlich.»	Diese Antwort ist nicht relevant.
«Wechselhaft!»	Diese Antwort ist nicht deutlich.

Bei all diesen Antworten gibt es genügend gute Gründe, vertiefende Fragen zu stellen.

Diskussionsfragen
1. Welche Fragetypen benützen Sie selbst häufig?
2. Wann sind geschlossene Fragen angebracht?
3. Überlegen Sie sich Antworten, die die Evaluationskriterien nicht erfüllen.

Übung
Bilden Sie Kleingruppen von jeweils drei Personen. Zwei davon (A und B) führen ein Gespräch, die dritte beobachtet und dokumentiert.
A und B führen ein Gespräch von etwa zehn Minuten und stellen dabei offene, geschlossene, E-in- und E-ex-Fragen.
Der Beobachter achtet auf die Zeit und das Vorgehen und dokumentiert seine Beobachtungen.
Nach einer kurzen Auswertung werden die Rollen gewechselt, bis alle drei Teilnehmer geübt haben.

Die Auswertung besteht aus einer Diskussion darüber, inwieweit die Antworten während des Gespräches die vier Evaluationskriterien Validität, Vollständigkeit, Relevanz und Deutlichkeit erfüllten. Außerdem sollten positive und negative Lernerfahrungen sowie deren Ursachen zur Sprache kommen.

Unterschiedliche Eindrücke können später im Plenum diskutiert werden.

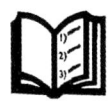

Aufgaben
1. Führen Sie ein kurzes Gespräch mit einem Kollegen, wobei Sie versuchen, seine Meinung zu einem bestimmten Thema herauszufinden. Nehmen Sie das Gespräch auf Tonband auf und erstellen Sie ein wortwörtliches Protokoll.
Bewerten Sie die Fragen und Antworten auf der Grundlage der Inhalte dieses Kapitels.
Beurteilen Sie Ihr eigenes Verhalten während des Gespräches.
2. Führen Sie ein Gespräch gleicher Art mit einem Kind im Alter von etwa zehn Jahren. Gehen Sie danach vor wie bei der ersten Aufgabe.
Gibt es Unterschiede, und wenn ja, welche? Wenn nein, was könnte der Grund dafür sein?

Kapitel 6.
Konkretisieren

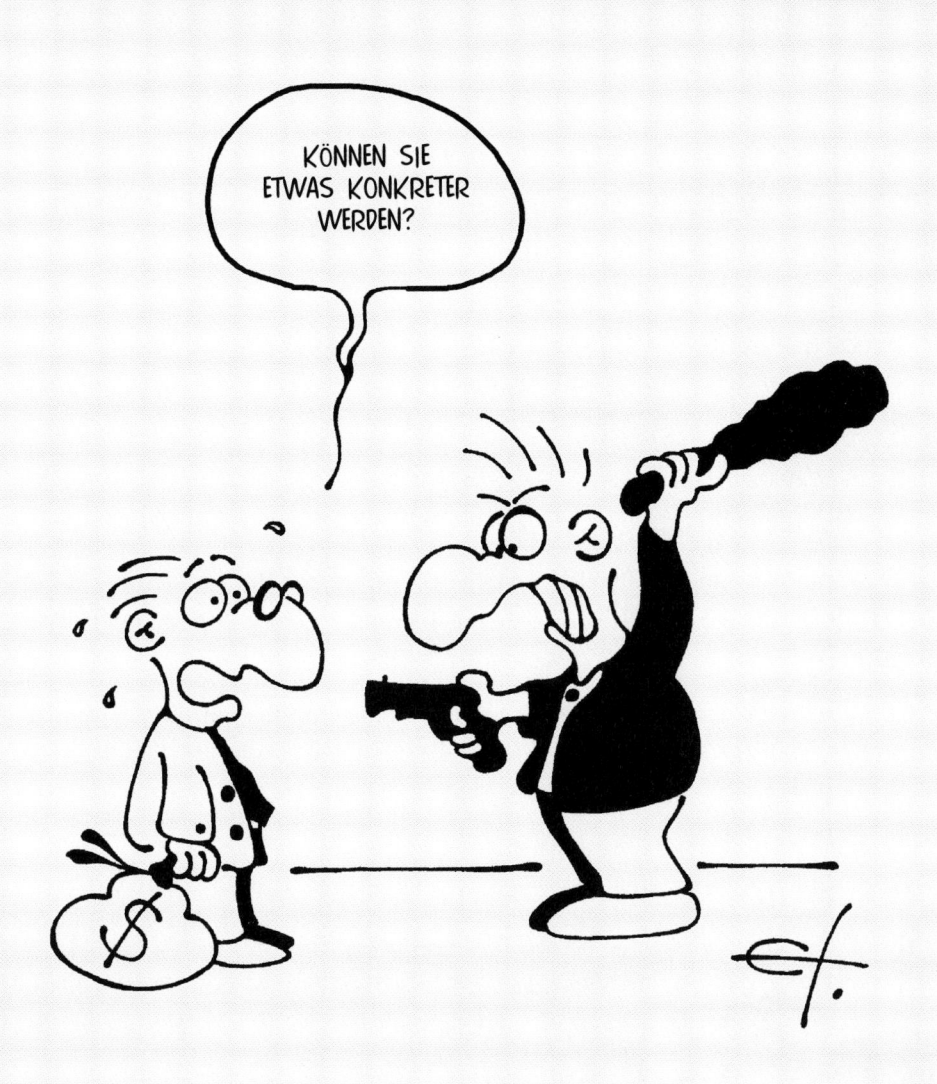

Fallbeispiel
Ein Gespräch zwischen zwei Studenten über einen Dozenten.
A: «Bist du bei der Vorlesung heute mitgekommen?»
B: «Tja, es ging so einigermaßen.»
A: «Manchmal wusste ich wirklich nicht, wovon er redet.»
B: «Ich hatte bei den meisten Dingen keine Mühe.»
A: «Vielleicht ist es mein Problem, aber es fiel mir doch schwer.»
B: «Es gibt mehrere Studenten, die das sehen wie du.»
A: «Meinst du denn, dass er verständlich ist?»
B: «Eh, das geht schon, aber ich finde ihn nicht besonders nett.»
A: «Also persönlich habe ich keine Probleme mit ihm, denke ich.»
B: «Ich finde ...» usw.

In dieser Form kann das Gespräch noch lange fortgesetzt werden, ohne dass etwas dabei herauskommt!

In dieser Art und Weise werden (leider) viele Gespräche geführt. Wenn Sie den Ablauf genauer betrachten, werden Sie feststellen, dass keine einzige Aussage oder Antwort eine klare Stellungnahme zum Ausdruck bringt. Aussagen wie «es ging so», «das meiste», «es gibt mehrere» usw. sind zu vage dafür. Oft geben wir uns jedoch mit Antworten dieser Art zufrieden. Wenn derartige Unklarheiten in einem Gespräch vorhanden sind und nichts dagegen unternommen wird, können wir den Anderen nur sehr schwer verstehen. Dann aber kann es unmöglich werden, ihm zu helfen oder ihn zu beraten, und deshalb dürfen wir es in solchen Fällen nicht einfach dabei belassen. Um genauer zu verstehen, was der Andere eigentlich meint, müssen wir ihn «reizen», mehr über die betreffende Angelegenheit zu erzählen. Mit Hilfe von Fragen wie: «Was meinst du genau damit?» oder: «Wer sind denn diese anderen?» oder: «Welche Dinge machen dir keine Mühe?» usw. bekommen wir mehr Klarheit. Wir können uns besser in die Situation des anderen hineinversetzen und seine Gedanken leichter nachvollziehen.

Dieses Vorgehen nennen wir »Konkretisieren».

Auch bei dieser Fertigkeit müssen wir die betreffende Situation, das zur Debatte stehende Problem oder die geäußerte Auffassung insgesamt überblicken, bevor wir uns darüber eine Meinung bilden oder ein Urteil abgeben.

Das Konkretisieren wird immer dann zur wichtigsten Tätigkeit im Gesprächsverlauf, wenn einer der Gesprächspartner Klarheit über die Situation oder das Problem bekommen möchte. In diesem Kapitel werden wir das Konkretisieren von Antworten und Aussagen genauer betrachten. Bedeutung und Funktionen des Konkretisierens werden besprochen, und unter der Fragestellung «Wie konkretisieren?» gilt es, bereits besprochene Fertigkeiten wie aktives Zuhören, Zusammenfassen und das Stellen von Fragen zu aktualisieren und erneut einzusetzen. Auch in diesem Kapitel werden Fehlerquellen diskutiert, und dabei kann es sehr spannend sein, sich selbst zu fragen, ob, wie oft und in welchen Situationen man selbst die Fertigkeit des Konkretisierens praktiziert.

6.1 Bedeutung

In den vorherigen Kapiteln wurde betont, wie wichtig es ist, sich während eines Gespräches in die Situation des Senders zu versetzen, seinen Bezugsrahmen zu erfassen, sich von Voreingenommenheiten zu lösen und voreilige Schlussfolgerungen zu vermeiden. Es gilt also, die Situation in ihrer Gesamtheit zu überblicken und das Anliegen des Anderen zu verstehen, und erst auf dieser Grundlage zu reagieren oder aktiv zu werden. Beobachten und Explorieren bilden die Voraussetzung für jedes Handeln.

Das Konkretisieren ist eine sehr wichtige explorative Fertigkeit (siehe auch Teil 2 dieses Buches). Man versucht den Anderen so zu «reizen», dass er sich veranlasst sieht, seine Aussagen zu präzisieren. Das ist für beide Gesprächspartner von großer Bedeutung:

Der Erzähler spürt Interesse und bekommt darüber hinaus auch selbst ein deutlicheres Bild seiner Situation oder seines Problems. Besonders bei Beratungen oder diagnostischen Gesprächen ist das sehr wichtig.

Für Sie als Zuhörer wird dadurch vermieden, dass Sie vom ersten Eindruck geleitet werden, voreilige Interpretationen stattfinden oder Informationen unvollständig sind.

Konkretisieren ist nicht immer angebracht. Vermutlich würden Sie es befremdlich finden, wenn Sie jemand «Wie geht's denn so?» fragen und der Betreffende ihnen daraufhin sein ganzes Elend erzählt. Denn bei der Frage handelt es sich um eine bloße Höflichkeitsfloskel, und Sie sind keineswegs an seiner Lebensgeschichte interessiert.

Andererseits wäre es auch seltsam, wenn Sie zu jemandem «Schön, dich zu treffen!» sagen und dieser antworten würde: «Wie meinst du das genau?» oder: «Könntest du mir etwas mehr darüber erzählen?»

Treffen Sie allerdings nach längerer Zeit einen alten Bekannten wieder, würden Sie es wahrscheinlich als unbefriedigend empfinden, wenn dieser auf die Frage, wie es ihm gehe, nur antworten würde: «Tja, jetzt gut.» Sie möchten mehr hören, vor allem was das «jetzt» anbelangt. Konkretisieren und Präzisieren sind nur angebracht, wenn die Gesprächspartner in einer persönlichen oder einer Arbeitsbeziehung zueinander stehen.

Sagt einer Ihrer Freunde zu Ihnen: «Ich fühlte mich in letzter Zeit nicht so wohl», wäre es unpassend, mit einem «Oh, das ist aber unangenehm für dich» zu reagieren. «Wie kommt denn das?» wäre eine angemessene Erwiderung. Durch diese Konkretisierungsfrage zeigen Sie Anteilnahme und versuchen gleichzeitig, mehr Informationen zu erlangen. In diesem Fall geht es sogar nicht einmal in erster Linie um die Geschichte, sondern der Andere als Person ist von Interesse – und weil das so ist, ist auch seine Geschichte von Bedeutung!

6.2 Funktionen

Beim Konkretisieren handelt es sich gewissermaßen um eine Fertigkeit höherer Ordnung. Das bedeutet, dass alle bereits besprochenen Fertigkeiten einen Beitrag zur Konkretisierung leisten können. Deshalb sind die wichtigsten Funktionen des Konkretisierens bereits in den vorherigen Kapiteln zu finden. Ich will sie hier nur nochmals kurz zusammenfassen.

Eruieren der Bedeutung nonverbalen Verhaltens

Einige Beispiele:

Der Andere sieht Sie nicht an, während Sie reden. Sie fragen: «Interessiert es dich nicht?»
Sie erzählen etwas Aufwühlendes, und der Andere verzieht das Gesicht. Sie fragen: «Habe ich dich erschreckt?»
Sie sehen, dass der Andere während des Gesprächs zittert. Sie fragen: «Soll ich die Heizung hochdrehen?»

Signalisieren von Interesse

Durch Präsizierungen merkt Ihr Gegenüber, dass Sie sich für ihn und seine Geschichte interessieren. Die Beziehung zwischen den Gesprächspartnern wird dadurch gefestigt und es entsteht Motivation, weiter zu erzählen. Das hat folgende Vorteile:
Der andere kann sich aussprechen, alle benötigten Informationen werden zugänglich und die Beteiligten gewinnen Klarheit.

Genauere Erfassung von Ursachen und Hintergrund

Hierbei handelt es sich um die Hauptfunktion des Konkretisierens. Wenn jemand sagt: «Ich fühle mich heute gar nicht wohl, ich weiß nicht, was los ist», kann man ihn mit der Frage: «Ist etwas vorgefallen?» dabei unterstützen, Verständnis für die eigene Situation zu entwickeln. Sagt jemand: «Du glaubst nicht, was ich gerade erlebt habe!», wird man mit großer Wahrscheinlichkeit die Gegenfrage «Was denn?» stellen und versuchen, dadurch mehr über den Hintergrund der Angelegenheit zu erfahren.

Die Frage nach dem Hintergrund ist vor allem dann von Bedeutung, wenn jemand seine Meinung über ein bestimmtes Thema äußert. Nur wenige jedoch können ihren Standpunkt direkt, vollständig und klar verbalisieren, und deswegen gilt es, sie dabei durch geschicktes Fragen zu unterstützen.

Erfassen sowohl der Inhalts- als auch der Gefühlsebene

Im zweiten Kapitel (nonverbales Verhalten) sind wir diesen beiden Aspekten der Kommunikation zum ersten Mal begegnet. Meistens bildet zu Beginn einer Botschaft nur einer davon den Schwerpunkt.

Vergleichen Sie dazu bitte die folgenden beiden Aussagen: «Ich habe gerade fast ein Kind überfahren» und «Ich bin gerade fürchterlich erschrocken.» Beide Sätze können die Einleitung zur selben Geschichte bilden, aber erst wenn beide zur Sprache kamen, kann man die Bedeutung der Geschichte für den Anderen genauer erfassen. Zusätzlich könnte es auch noch nötig sein, die beiden Aussagen zu konkretisieren: «Was ist denn genau passiert?» oder: «Wieso bist du erschrocken?»

Erhöhung von Validität, Vollständigkeit, Relevanz und Deutlichkeit einer Aussage oder Antwort

Ich verweise an dieser Stelle nochmals auf die «Evaluationskriterien» (Abschnitt 5.5). Wenn eine Antwort diesen Kriterien nicht genügt, muss weiter konkretisiert werden. Vor allem das Kriterium «Deutlichkeit» ist dabei sehr wichtig.

Häufig ist unser Sprechen beladen mit Ausdrücken und Begriffen, die durch Unbestimmtheit gekennzeichnet sind, zum Beispiel «manchmal», «ein bisschen», «recht gut», «nicht gerade schlecht» usw. Außerdem können wir in Bezug auf folgende Aspekte einer Situation unbestimmte Aussagen machen:

Was genau passiert ist	«Es ist völlig danebengegangen!»
Was man selbst genau getan hat	«Ich habe ihm mal gesagt, was ich davon halte!»
Was man von irgend etwas hält	«Ich teile seine Meinung fast ganz.»
Wie man sich dabei gefühlt hat	«Wirklich schön war das nicht.»
Wie sich die Situation weiterentwickelt hat	«Es ist doch noch recht gut ausgegangen.»

Neben dem Gebrauch von unklaren Begriffen kann auch durch eine zu weit gefasste, zu allgemein gehaltene Frage Undeutlichkeit entstehen. Besonders bei Eingangsfragen ist dies häufig der Fall.

Ein Beispiel:

«Wie waren deine Ferien?» Antwort: «Ganz schön» oder: «Ich habe mich entspannen können.»

Wenn Sie genauere Informationen möchten, kommen Sie nicht umhin, präzisere Fragen zu stellen, etwa: «Wo hast du deine Ferien verbracht?» Nunmehr ist eine genauere Antwort möglich, wobei man danach nochmals konkretisieren kann: «Wo in Frankreich?»

Schlussfolgerungen ziehen und Diagnosen stellen

Um korrekte Schlussfolgerungen ziehen oder eine Diagnose stellen zu können ist es wichtig, über alle relevanten Informationen und Daten zu verfügen. Erscheint die Information unvollständig, muss man nachfragen und darf nicht selbst etwas dazuerfinden. Schlussfolgerungen sollten nicht auf dem, was man denkt, sondern auf dem, was man weiß, beruhen.

6.3 Was und wie konkretisieren?

In diesem Abschnitt werden wir der Frage nachgehen, wie vage Mitteilungen konkretisiert werden können und dies anhand von Beispielen durchspielen.

Was konkretisieren?

Die Ungenauigkeit von Mitteilungen kann sich sowohl auf bestimmte Begriffe als auch auf unvollständige Informationen über Fakten oder Ereignisse beziehen.

Was hat der Gesprächspartner gedacht, wie hat er sich verhalten, und welche Folgen haben sich daraus ergeben? Anhand von Beispielen sollen diese und ähnliche Gesichtspunkte nun näher betrachtet werden. Gleichzeitig werden Reaktionen vorgestellt, durch die eine Konkretisierung erreicht werden kann.

Vage Begriffe

«Ich gehe *regelmäßig* ins Kino.»
– «Wie oft?»
– «Was heißt für dich regelmäßig?»

«*Manchmal* sehe ich *keinen* Ausweg mehr.»
– «Ist das öfters der Fall?»
– «Was meinst du mit kein Ausweg mehr?»
– «Du siehst keinen Ausweg mehr?»

«*Alle haben etwas gegen mich!*»
– «Wieso alle?»
– «Was meinst du mit etwas gegen dich haben?»

Fakten und Ereignisse

«Das ging gerade noch mal gut!»
– «Was ist passiert?»
– «Erzähl mal!»

«Da habe ich vielleicht etwas erlebt!»
– «Erzähl mal!»
– «Was denn?»

«Mein Tutor fand meine Fallstudie mangelhaft.»
– «Was hat er denn gesagt?»
– «Was war daran nicht gut?»
– «Was stand denn in seiner schriftliche Beurteilung?»

Verhalten

«Ich habe einen Fehler gemacht!»
– «Was hast du denn getan?»
– «Einen Fehler? Wie kommst du darauf?»

«Ich bin der Meinung, dass er sich eigenartig verhalten hat.»
– «Er hat sich eigenartig verhalten?»
– «Was hat er denn getan?»
– «Was meinst du mit eigenartig?»

«Ich konnte sehen, dass er Freude daran hatte.»
– «Woran hast du das gesehen?»
– «Was hat er denn getan?»

Gefühle

«Ich fühle mich in meiner Studiengruppe nicht wohl. Es ist, als ob ich nicht dazugehöre!»
– «Du fühlst dich ausgeschlossen?»
– «Wieso fühlst du dich nicht wohl?»

«Nächste Woche gehe ich ins erste Praktikum; ich bin jetzt schon ganz aufgeregt.»
– «Du findest es spannend, wenn ich richtig verstehe?»
– «Was erwartest du dir denn?»

Wie konkretisieren?

Die angeführten Beispiele erwecken unter Umständen den Eindruck, als ob man ganz bequem den einen oder anderen Aspekt einer Aussage abfragen könne. So einfach ist es aber leider nicht, denn ein Gespräch, das eine ungenaue Aussage zur Grundlage hat, kann in viele Richtungen führen. Das nachfolgende Beispiel macht dies deutlich:

Jemand macht die ungenaue Aussage: »Die anderen lassen mich immer links liegen!»
Der Zuhörer kann sich nun auf folgende Aspekte konzentrieren:

– *Vager Begriff:* «Was meinst du mit links liegen lassen?»
– *Verhalten:* «Was tun sie denn?»
– *Ereignis:* «Wie geschieht das genau?»
– *Gefühl:* «Wie findest du das?»

Doch immer, wenn man eine dieser Reaktionen wählt, um nähere Informationen zu erlangen, steuert man damit den Gesprächverlauf.

Weil man aber oft nicht weiß, welcher Aspekt der Aussage für den Anderen am wichtigsten ist, empfiehlt es sich, folgendermaßen vorzugehen:

Erster Schritt

Fassen Sie die Nachricht zunächst zusammen oder geben Sie eine Paraphrasierung; oder stellen Sie eine allgemein gehaltene offene E-in-Frage.

Zum Beispiel:

– «Sie lassen dich oft links liegen.»

Oder:

– «Kannst etwas mehr darüber erzählen?»

Oder auch nur:

– «Wie meinst du das?»

Der Andere kann dann auf jeden Aspekt eingehen, und die Wahl liegt bei ihm. Zum Beispiel sagt er: «Also, die sprechen sich ab, ohne dass ich dabei bin!»

Zweiter Schritt

Stellen Sie eine gezielte Frage zu dem im ersten Schritt gewählten Aspekt oder paraphrasieren Sie erneut (wenn die Aussage nicht deutlich genug ist).

Bezogen auf das Beispiel wäre eine E-in-Frage folgender Art geeignet: «Was sprechen sie denn ab?»

Auch eine Paraphrasierung käme in Frage: «Sie fragen dich nicht nach deiner Meinung?»

Der Andere kann dann beispielsweise sagen: «Sie sprechen ohne mich ab, wie die Aufgaben während einer Gruppenarbeit verteilt werden.»

Dritter Schritt

Setzen Sie weiterhin E-in-Fragen und Paraphrasierungen ein, bis der Aspekt deutlich hervortritt. Etwa:

– «Kannst du mir ein Beispiel geben?»
– «Das geschieht regelmäßig ohne Abstimmung?»

Vierter Schritt

Manchmal wird es unumgänglich, sich mit Hilfe einer geschlossenen Frage mehr Klarheit über die Bedeutung des gewählten Aspektes in der betreffenden Situation zu verschaffen. Das sollten Sie jedoch nur tun, wenn es unbedingt nötig ist. In solchen Fällen kann man fragen: «Wie oft ist das bis jetzt passiert?»

Fünfter Schritt

Wenn nötig, können noch weitere Aspekte der Aussage angesprochen werden; in diesem Fall empfiehlt es sich, mit einer E-ex-Frage zu beginnen: «Gibt es noch mehr Anhaltspunkte, die darauf hindeuten, dass man dich links liegen lässt?»
Daran können sich Fragen nach Fakten («Welche?») oder solche nach Gefühlen («Wie findest du das?») anschließen.

Sechster Schritt

Je nach Bedarf sollten die Antworten im Sinne der Schritte 1 bis 5 erneut hinterfragt werden.
Der Schwerpunkt dieses Vorgehens liegt darin, dass der Einstieg mit einer allgemein gehaltenen und offenen Frage erfolgt oder mit einer Zusammenfassung oder einer Paraphrasierung der gesamten Aussage. Auf diese Weise hat der Andere die Wahl, wie er das Gespräch fortsetzen möchte. Erst danach werden Steuerungen vorgenommen.

6.4 Fehlerquellen

Auch bezüglich der Fehlerquellen gilt, dass die meisten Fehler, die man begehen kann, bereits in den vorherigen Kapiteln erwähnt wurden. Die wichtigsten davon sollen jedoch noch einmal kurz aufgelistet werden.

Auf das Konkretisieren verzichten, obwohl es angebracht wäre

Manchmal lassen wir unvollständige Informationen einfach stehen, weil uns gar nicht auffällt, dass wir eine vage Antwort erhalten haben.

Ein Beispiel:
– «Bist du damit einverstanden?»
– «Eigentlich schon.»
– «Gut!»

«Eigentlich schon» ist recht vage, oder?

Zu schnell Ratschläge geben

Schon oft angesprochen und dennoch ein Fettnäpfchen, in das gerne hineingetreten wird. Wir wollen ja so gerne helfen, auch wenn wir die Situation nur teilweise kennen.

Voreilig annehmen, dass man über das Gleiche redet

Begriffe und sprachliche Wendungen können mehrere Bedeutungen besitzen. Gewöhnlich wählen wir eine aus, die wir kennen, und gehen der Frage nicht nach, ob es auch die ist, die der andere meint.

Ein Beispiel:
Ein Berater sagt zum Vater eines Kindes mit Verhaltensauffälligkeiten: «Ihr Kind braucht mehr Spielraum für sich selbst!» Daraufhin richtet der Vater im Dachgeschoss des Hauses ein schönes Zimmer für seinen Sohn ein!

Sich mit Andeutungen zufrieden geben, weil sie der eigenen Auffassung entsprechen

Wenn Sie beispielsweise selbst meinen, dass Sie mit dem Thema «exploratives Fragen» nichts anfangen können, und jemand zu Ihnen sagt, dass er den Kommunikationsunterricht schrecklich findet, dann haben Sie keinen Bedarf zu klären, wie es eigentlich zu diesen Auffassungen kommt. Ihnen ist die Sachlage schließlich klar. Trotzdem können die Ursachen für diese Sichtweisen gänzlich verschieden sein.

Den Anderen in Verlegenheit bringen

Manchmal wird der Andere durch die Konkretisierung einer Aussage auch in Verlegenheit gebracht. Das ist zum Beispiel der Fall, wenn jemand sagt: «Ich kann heute nicht mitkommen, weil ich zum Arzt muss» und Sie fragen: «Was hast du denn?» Das kann sehr unangenehm für den Anderen sein. Fragen dieser Art sind zu direkt.

Das gleiche gilt, wenn durch eine Konkretisierung eine Unwahrheit zu Tage tritt. Beispielsweise haben Sie sich mit jemandem verabredet, und dieser ist nicht erschienen. «Ich habe noch versucht, dich anzurufen, aber ich konnte dich nicht erreichen», sagt er später. Sie aber könnten dann fragen: «Um wieviel Uhr hast du denn angerufen?» Es kann allerdings auch seine guten Seiten haben, wenn man jemanden sozusagen auf dem falschen Bein erwischt!

Das Konkretisieren übertreiben

Zwar ist die Präzisierung der Antwort das Ziel einer Konkretisierung, doch wann ist es genug? Eine schwierige Frage! Wenn jemand zum Beispiel sagt: «Ich rauche zu viel», kann man ruhig fragen: «Wie viel rauchst du denn?» Sagt der Gesprächspartner: «Ungefähr ein Päckchen pro Tag», weiß man genug. Ob das 18 oder 22 Zigaretten sind, spielt keine Rolle.

Fragt man zu direkt, kommt es leicht zu Irritationen. Das gilt für das intensive Fragen nach Fakten, besonders aber für das Fragen nach Gefühlen.

Sich scheuen, zu konkretisieren

Dafür gibt es eine Reihe von Gründen. Der häufigste ist wohl, dass Wahrheit weh tun kann.

Ein Beispiel:

Jemand sagt zu Ihnen: «Manchmal kannst du sehr verletzend sein.» Daraufhin könnten Sie fragen: «Wie meinst du das denn genau?» Diese Frage wird jedoch aus verständlichen Gründen nur selten gestellt. Viele Menschen gehen in solchen Fällen auch lieber zum «Gegenangriff» über.

Möglicherweise haben Sie auch Angst vor einer abweisenden Antwort, oder Sie befürchten, der Andere könnte ungeduldig oder gar ernsthaft böse werden. Vielleicht kann man in diesem Zusammenhang nicht von wirklichen Fehlern sprechen, aber dennoch führen solche Verhaltensweisen unter Umständen dazu, dass Sie Informationen, die Sie vielleicht brauchen, nicht bekommen.

Diskussionsfragen

1. Was könnte Menschen dazu bewegen, unklare und vage Aussagen zu machen?
2. Aus welchen Gründen könnten sich Menschen darum bemühen, unklare und vage Aussagen zu konkretisieren – oder dies unterlassen?
3. Überlegen Sie, was Sie selbst dazu veranlassen könnte, eine vage Aussage zu konkretisieren – oder auch nicht.
4. Wie weit sollte man Ihrer Auffassung nach bei der Konkretisierung gehen? Wo sehen Sie die Grenzen?

Übung

Bilden Sie vier Kleingruppen. Jede Gruppe überlegt sich fünf Merkmale oder Fähigkeiten, die unentbehrlich dafür sind, den Beruf, den Sie anstreben, kompetent auszuüben.

Diese Merkmale oder Fähigkeiten werden in ein einziges Wort gefasst und auf eine Flip-Chart geschrieben.

Danach geht jede Gruppe daran, ihre Begriffe zu konkretisieren. Wie könnte man sie erklären? Welche Beispiele könnte man zur Verdeutlichung anführen?

Anschließend wählt jede Gruppe einen Sprecher.

Die Sprecher der Gruppen setzen sich zusammen und führen ein Gespräch unter der Fragestellung: «Wie versteht jeder von uns die fünf Begriffe auf der Flip-Chart?»

Jede Gruppe beobachtet ihren Sprecher: Stellt er Konkretisierungsfragen und welche? Wie antwortet er darauf?

Zwischendurch können die Sprecher eine Auszeit beantragen, um sich mit der eigenen Gruppe kurz zu besprechen.

Die Auswertung besteht darin, Fragen und Antworten kritisch zu diskutieren.

Aufgaben

1. Beschreiben Sie drei Situationen, in denen Sie die Fertigkeit des Konkretisierens angewendet haben.
   Beschreiben Sie den Grund dafür und die Auswirkungen.
2. Beschreiben Sie drei Situationen, in denen Sie die Fertigkeit des Konkretisierens nicht angewendet haben, obwohl es im Nachhinein gesehen angebracht gewesen wäre.
   Beschreiben Sie den Grund, warum Sie es unterlassen haben und in welcher Form es dennoch hätte geschehen können.

Kapitel 7.
Äußern und Erfragen von Meinungen

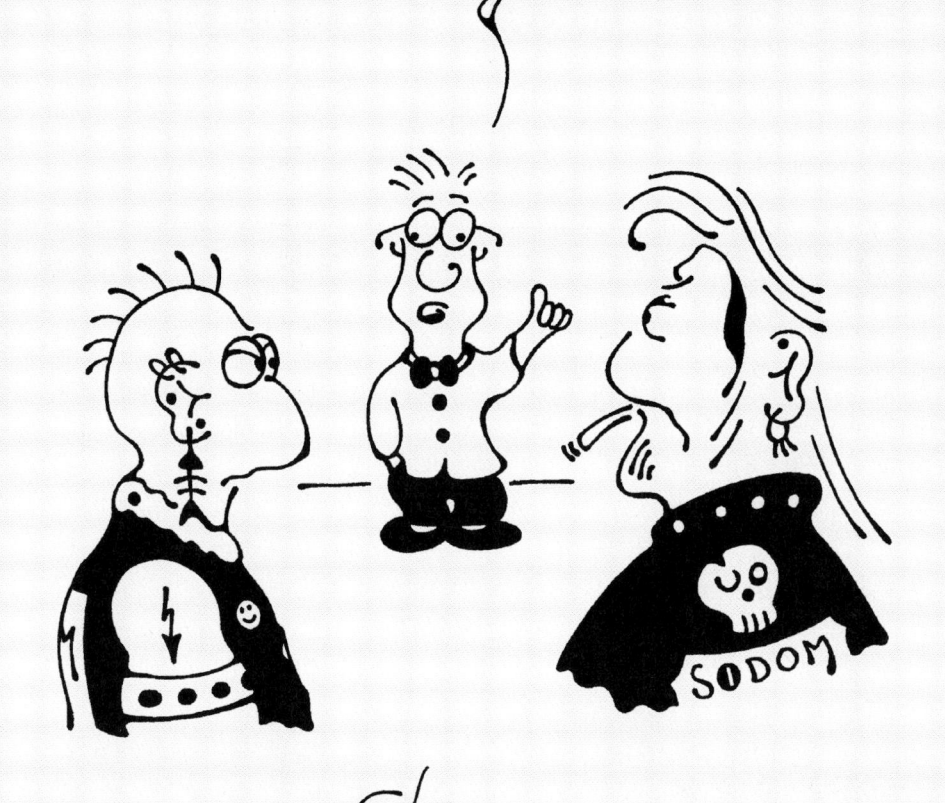

Dieses Kapitel umfasst zwei Teile. Im ersten Teil werden Gesichtspunkte besprochen, die hilfreich beim Äußern der eigene Meinung sein können; im zweiten Teil geht es um das Erfragen von Meinungen.

7.1 Äußern der eigenen Meinung

Fallbeispiel

«Was hältst du vom Heiraten?»

Antwort 1: «Tja, was soll ich sagen, das kann man von verschiedenen Seiten betrachten; es ist abhängig davon, wie man es sieht. Es braucht immer zwei dafür. Persönlich sehe ich das recht differenziert, weil ich der Meinung bin, dass man über einige Lebenserfahrung verfügen sollte, um das beurteilen zu können. Im Allgemeinen sehe ich es positiv, obwohl ich selbst vermutlich nie heiraten würde. Es ist ja eigentlich nicht nötig.»

Antwort 2: «Ich finde das nicht nötig. Es ändert nichts an der Beziehung, in der man lebt. Der einzige Grund, warum ich heiraten würde, ist, wenn Kinder kommen. Das gibt ihnen eine sichere, juristische Grundlage.»

Das Beispiel macht deutlich, wie unterschiedlich Menschen ihre Meinung äußern. Antwort 1 ist relativ lang, besitzt aber wenig Eindeutigkeit. Antwort 2 hingegen ist kurz, klar und leicht verständlich.

Im täglichen Umgang miteinander ist es von Vorteil, wenn Sie Ihre Meinungen und Auffassungen klar und verständlich formulieren können. In diesem Fall versteht Ihr Gegenüber Sie schneller und besser, und außerdem wird Ihre Auffassung auch eher berücksichtigt. Über eine klare und deutliche Stellungnahme kann man seinen Einfluss auf den Verlauf der Dinge erheblich vergrößern.

Auch diese Fertigkeit erwirbt man am besten durch Üben.

7.1.1 Bedeutung

Wir alle kennen den Spruch: «Recht haben ist eine Sache, Recht bekommen eine andere.»

Wenn Sie Gruppengespräche, Diskussionen oder Konferenzen sorgfältig beobachten, fällt Ihnen vermutlich auf, dass nicht immer diejenigen die Oberhand bekommen, die sinnvolle und differenzierte Standpunkte vertreten.

Faktoren wie Beredsamkeit, Ehrlichkeit, Charme, Beherztheit oder Überzeugungskraft haben genauso viel Einfluss wie der Inhalt, den jemand vorträgt. Deshalb kann es sein, dass man trotz einer differenzierten und in sich schlüssigen Meinung «unter ferner liefen» landet.

Ein kluger Mensch hat einmal gesagt: «Das schwierigste in einer Diskussion ist nicht, die eigene Meinung zu verteidigen, sondern sie wirklich zu kennen.» Macht man sich diesen Satz zu eigen, wird deutlich, dass der erste Schritt zu einer klaren Meinungsäußerung darin besteht, über die eigenen Auffassungen nachzudenken und sie auch wirklich «kennen zu lernen».

In vielen Gesprächen und Diskussionen scheut man sich zuzugeben, dass man (noch) keine klare Meinung zum Thema hat. Anstatt zu sagen, dass wir über den einen oder anderen Punkt noch nicht nachgedacht haben und deswegen auch keine Stellung dazu beziehen können, versuchen wir oft, an Ort und Stelle etwas zu erfinden und dies dann als unsere «Meinung» auszugeben. Im Nachhinein stellen wir dann häufig fest, dass wir eigentlich etwas anderes sagen wollten oder hätten sagen sollen, dass eine Nuancierung unglücklich gewählt oder ein Akzent falsch gesetzt war.

Manchmal überzeugt uns auch rhetorisches Geschick, und wir bemerken gar nicht, dass sich der Sprecher noch wenig oder gar nicht mit der betreffenden Sache vertraut gemacht hat. In diesem Fall überstrahlt die Verpackung den Inhalt (oder vielmehr den Mangel daran).

Aber auch das Umgekehrte kann geschehen. Manche Menschen besitzen sehr dezidierte und wertvolle Auffassungen, die sich auf außerordentlich tiefe Gedanken gründen – doch leider können sie beides nicht wirksam präsentieren. Sie finden nicht die richtigen Worte oder sprechen so zögernd, dass es scheint, als ob sie wirklich nichts zum Thema zu sagen hätten.

Deshalb ist es nicht nur wichtig, eine fundierte Meinung zu besitzen, sondern auch, sie klar und verständlich in Worte fassen zu können.

Fragen Sie sich deshalb immer, ob Sie wirklich eine (klare) Meinung zum angesprochenen Thema haben, bevor Sie das Wort ergreifen. Ist das nicht der Fall, können Sie das ruhig mitteilen, zum Beispiel durch den Satz: «Ich habe mir darüber noch keine Meinung gebildet, aber meine ersten Gedanken sind ...»

In den nächsten Abschnitten werden wir die «Verpackung» von Meinungen näher betrachten. Dabei wird allerdings vorausgesetzt, dass man wirklich etwas zu verpacken hat, also tatsächlich eine Meinung besitzt. Denn die Verpackung sollte nicht den Inhalt ersetzen.

7.1.2 Aspekte der Meinungsäußerung

Bei der Äußerung von Meinungen sind vier Aspekte zu unterscheiden. Sie sollen der Reihe nach besprochen werden:

- Aufbau
- Präsentation
- Beherztheit
- Ehrlichkeit.

Aufbau

Wenn Sie Ihre Meinung mitteilen, müssen zwei wesentliche Elemente deutlich werden, nämlich

– was Sie meinen und
– warum Sie das meinen.

Weiß Ihr Gesprächspartner über beides Bescheid, kennt er nicht nur Ihren Standpunkt, sondern kann auch die Begründung dafür nachvollziehen.

Ein Beispiel:

Jemand fragt Sie: «Was hältst du von Vorlesungen?», und Sie antworten nur: «Viel!»

In diesem Fall weiß der Fragende kaum mehr als vorher. Sie halten zwar viel von Vorlesungen, aber aus der Antwort geht nicht hervor, warum. Kam Ihre Meinung zustande, weil Ihnen bei dieser Form der Informationsvermittlung das Lernen besonders leicht fällt? Oder haben Sie schlechte Erfahrungen mit Gruppenarbeiten gemacht? Oder finden Sie es bequem, wenn man sich gemütlich hinsetzen kann und nur zuhören muss?

Wenn man die Gründe dafür nicht mitteilt, kann der Gesprächspartner den tatsächlichen Wert oder das wahre Gewicht einer Auffassung nicht einschätzen. Eine Meinung entsteht immer aufgrund eines Denkprozesses. Dieser Prozess stellt den Weg dar, auf dem wir zu ihr gelangt sind; er sollte offengelegt werden und auch anderen zugänglich sein.

Es gibt zwei Möglichkeiten, Inhalt und Begründung in die Formulierung einer Meinung einzubeziehen:

Zum einen könnten Sie sagen: «Ich finde, dass ..., weil ...»
Bei dieser Variante beginnt man mit der Wiedergabe des Standpunktes – dem Resultat des Denkprozesses. Danach wird die Auffassung mit Argumenten untermauert.

Zum Beispiel:

«Ich finde Vorlesungen gut, weil der Dozent dabei den Lerninhalt in großen Zügen, zeitsparend und ohne Unterbrechung vermitteln kann.»

Dieses Vorgehen hat allerdings den Nachteil, dass nur stützende Argumente angesprochen werden. Ein Abwägen zwischen Für und Wider kommt nicht zustande.

Zum anderen könnten Sie sagen: «Es gibt Argumente dafür und dagegen; wenn ich abwäge, komme ich zu der Auffassung, dass ...»

In diesem Fall werden zunächst die Argumente angeführt, die im Denk- und Entscheidungsprozess eine Rolle gespielt haben. Danach wird klar gemacht, zu welcher Entscheidung man gelangt ist.

Ein Beispiel:

«Ich finde es sehr angenehm, dass die Lerninhalte zeitsparend vermittelt werden können. Andererseits vermisse ich schon die Diskussionen in Kleingruppen. Der erste Punkt ist für mich persönlich jedoch sehr wichtig, weil ich sonst beim Lernen ins Schleudern gerate.»

Auf diese Weise wird eine Meinung zusammen mit dem Weg, der zu ihr führte, geäußert, und andere können ihn nachvollziehen.

Ob es eine beste Variante gibt, lässt sich nicht sagen. Die zweite ist sicherlich vollständiger, aber die Erwähnung von Für und Wider bedeutet auch, dass man mehr von sich preisgibt. Das aber macht einen Diskussionsgegner möglicherweise «hellhörig», und er entdeckt eventuell Blößen in der Argumentation. Außerdem kann sich auch schnell ein «Ja-Nein-Spielchen» entwickeln.

Präsentation

Wie bereits erwähnt, spielt bei der Äußerung einer Meinung neben dem Inhalt auch die Verpackung – die Präsentation – eine Rolle. Wir wollen nunmehr einige Kriterien für eine gute Präsentation betrachten.

1. *Sprechen Sie stets in der Ich-Form*
   Wann immer Sie Ihre Meinung mitteilen oder einen eigenen Standpunkt ver-

treten, muss für die Zuhörer klar ersichtlich sein, dass es sich um Ihre Meinung oder Ihren Standpunkt handelt. Deswegen empfiehlt sich die Wahl geeigneter Formulierungen, die diese Intention unterstützen, etwa: «Ich finde ...», oder: «Meiner Meinung nach ...», oder: «Ich bin der Meinung, dass ...» Auf diese Weise überzeugen Sie leichter, als wenn Sie allgemein von «man» sprechen oder sich hinter einem «wir» verstecken.

2. *Strukturieren Sie die Präsentation*
Berücksichtigen Sie in diesem Zusammenhang auch die Darstellungsformen, die unter dem Aspekt «Aufbau» angesprochen wurden. Im Großen und Ganzen gilt: Bringen Sie Ihre Argumente in eine saubere Reihenfolge, so dass die Zuhörer sie voneinander trennen können. Ihre Gesprächspartner müssen sich dann nicht die Mühe machen, selbst Ordnung oder Struktur in Ihre Ausführungen zu bringen. Unklare Argumente werden kaum beachtet.
Meistens ist es auch besser, besonders «schlagende» Argumente nicht gleich am Anfang zu «verpulvern», sondern sie sich etwas aufzuheben.

3. *Achten Sie auf Übereinstimmung zwischen Ihrem verbalen und Ihrem nonverbalen Verhalten*
Im zweiten Kapitel wurde bereits ausführlich auf die Bedeutung des nonverbalen Verhaltens eingegangen.
Körperhaltung, Mimik, Gestik und Sprache bestimmen maßgeblich die Glaubwürdigkeit und die Überzeugungskraft des gesprochenen Wortes. Das ist noch stärker der Fall, wenn es um Themen geht, die emotional stark berühren, und dieser Umstand muss aus dem nonverbalen Verhalten des Sprechers hervorgehen. Denn sonst verwischt sich die Bedeutung dessen, was gesagt wird.

Beherztheit

Oft weiß man zwar, was man sagen möchte, und man hätte auch die richtigen Worte dafür, aber trotzdem schweigt man, weil man nicht genügend Beherztheit aufbringen kann. Dafür kann es verschiedene Gründe geben. Drei Beispiele:

1. *Sie möchten den Anderen nicht verletzen*
Es gibt Situationen, in der man seine Meinung nicht offen äußert, weil es dem Anderen weh tun könnte, wenn man ehrlich sagt, was man denkt oder meint. In einem solchen Fall liegt die Entscheidung, nichts zu sagen, bei einem selbst, und selbstverständlich hat man auch das Recht zu schweigen.

2. *Sie haben Angst, etwas Törichtes zu sagen*
Hier geht es nicht darum, den Anderen nicht zu verletzen, sondern darum, sich selbst zu schützen.

In diesem Zusammenhang spielen Selbstbild und Selbstvertrauen eine wichtige Rolle. Manchmal sagt man nichts, weil man sich selbst bei einem bestimmten Thema nur Törichtes zutraut und deshalb kein Risiko eingehen will. In solchen Fällen hilft es zuweilen, die eigene Meinung mit einer vertrauten Person vorher durchzusprechen.

3. *Sie haben Angst vor ablehnenden Reaktionen*
Manchmal weiß man, dass die eigene Meinung erheblich von der der Mehrheit abweicht. Weil man sich aber nicht in eine Außenseiterposition hineinmanövrieren möchte, sagt man lieber gar nichts. Auf diese Weise kann man vermeiden, dass die anderen sozusagen über einen herfallen.

Es gibt noch eine Reihe anderer Gründe, die dazu führen können, dass man seine Meinung nicht äußert. In Kapitel 10 (assertives Reagieren) werden wir ausführlicher darauf zurückkommen.

Manchmal ist es auch gar nicht schlecht, sich mit seiner Meinung zurückzuhalten. Warum soll man sich selbst in schwierige Situationen hineinmanövrieren?

Doch ist in solchen Fällen die Angst ein schlechter Ratgeber! Beachten Sie, dass andere Ihre Meinung nur berücksichtigen können, wenn sie ihnen bekannt ist. Oft braucht man nur eine kleine Hemmschwelle zu überwinden, und wenn dies gelingt, fühlt man sich außerordentlich erleichtert. Die Welt bricht nicht zusammen, wenn andere Ihre Meinung nicht teilen!

Ehrlichkeit

Manchmal muss man bei der Verbalisierung seiner Meinung einen Mittelweg zwischen «nicht verletzen» und «ehrlich bleiben» finden. Das kann schwierig sein. Hier einige Überlegungen, die dabei helfen können:

Vermeiden Sie Beschuldigungen

Formulieren Sie Ihre Nachricht als Ich-Botschaft. Es macht einen wesentlichen Unterschied, ob man anstatt «Ihr habt mich bitter enttäuscht!» sagt: «Ich finde es sehr schade, dass es so gelaufen ist, weil ...»

Ich-Botschaften machen Ihre Meinungsäußerung informativer und enthalten keine Vorwürfe oder Beschuldigungen. Ihr Gesprächspartner wird nicht dazu gedrängt, sich zu verteidigen oder zum Angriff überzugehen; denn Sie haben etwas über sich selbst zum Ausdruck gebracht – und nicht über ihn.

Berücksichtigen Sie die Empfindsamkeit des Anderen
Manche Menschen vertragen schon mal einen Puff, andere sind in dieser Hinsicht empfindsamer. Eine Bemerkung, die dem einen Gesprächspartner die Tränen in die Augen treibt, mag einen anderen vollkommen kalt lassen. Man kann diesen Umstand berücksichtigen, indem man auf seine Aussagen achtet und sie mehr oder weniger direkt formuliert. Manchmal hilft es auch, sie in die Form eines Wunsches zu kleiden: «Ich würde mir wünschen, dass wir etwas zielstrebiger arbeiten.»

Wichtig ist, dass man sich bei Meinungsäußerungen nicht von den eigenen Emotionen leiten (und verleiten) lässt. Leider geschieht dies sehr oft und führt dann dazu, dass der Andere unnötig verletzt wird.

7.2 Erfragen von Meinungen

Beispiel 1
A: «Was hast du gestern Abend gemacht?»
B: «Ich habe Fernsehen geschaut; eine Dokumentation über die Gefahren der Kernenergie.»
A: «Habe ich auch gesehen. Findest du nicht, dass sie dabei etwas übertrieben haben?»
B: «Tja, sie haben es sehr ausführlich dargestellt.»
A: «Das fand ich auch. Es war sehr einseitig. Ich bin froh, dass wir die gleiche Meinung haben.»

Beispiel 2
A: «Was hast du gestern Abend gemacht?»
B: «Ich habe Fernsehen geschaut; eine Dokumentation über die Gefahren von Kernenergie.»
A: «Habe ich auch gesehen; was hältst du davon?»
B: «Tja, ich bin schon erschrocken.»
A: «Wieso erschrocken?»
B: «Ich finde, dass man das nicht oft genug erwähnen kann. Wenn man die Gefahren auflistet, erkennt man erst, was da alles passieren kann.»
A: «Hast du das so noch nie betrachtet?»
B: «Nein, ich habe immer gedacht, dass da etwas übertrieben wird, und dass es auch viele Vorteile gibt. Jetzt habe ich alle Vor- und Nachteile gesehen, und ich kann dir sagen, dass ich meine Meinung geändert habe. Ich bin dagegen!»

Der Unterschied zwischen diesen beiden Beispielen ist sicherlich leicht zu erkennen. Im ersten wird die Meinung nicht erfragt, im zweiten ist dies der Fall.

Betrachten Sie die beiden Beispiele nochmals unter den bisher besprochenen Gesichtspunkten.

Auch hier gilt, dass man nur dann sinnvoll auf die Meinung des Anderen reagieren kann, wenn man sich Klarheit darüber verschafft hat.

In diesem Abschnitt werden wir jene Fertigkeiten nochmals betrachten, die im Zusammenhang mit dem Erfragen von Meinungen wichtig sind, und auch die Fehlerquellen werden erwähnt. Der Abschnitt ist relativ kurz gehalten, weil vieles davon schon einmal angesprochen wurde.

7.2.1 Bedeutung

Öfters begegnet man Menschen, die ihre Meinung nicht direkt oder klar äußern. In solchen Fällen können wir den Anderen dabei unterstützen, seine Meinung deutlich zu artikulieren. Schon mehrmals wurde betont, wie wichtig es ist, sich auf den Anderen einzulassen und sich an ihm auszurichten, sich ein vollständiges Bild der Situation zu verschaffen, bevor wir eine Stellungnahme abgeben oder eine Empfehlung aussprechen. Das gilt natürlich besonders für Situationen, in denen man anderen helfen oder sie beraten möchte, oder wenn es darum geht, gemeinsam nach Lösungen zu suchen. Nicht nur *was* der andere meint, sondern vor allem *warum* er dies tut, ist in solchen Fällen von Belang.

Auch der Gesprächspartner gewinnt an Einsicht und Überblick, wenn seine Argumente offengelegt werden. Es wird möglich, das Für und Wider abzuwägen und auf dieser Grundlage Entscheidungen zu treffen. Wichtige Gedanken und Überlegungen treten zu Tage, und es bleibt nichts oder zumindest nur wenig unberücksichtigt. Insbesondere wenn es darum geht, dem Anderen Hilfe zu leisten oder ihn zu beraten, ist dies von ausschlaggebender Bedeutung.

Außerdem kann man die Meinung des Anderen mit der eigenen vergleichen und diese einer Überprüfung unterziehen. Dadurch wird vermieden, dass man ihn gewissermaßen «überrollt».

Man könnte einwenden, dass jeder auf sich selbst sehen müsse und für sich selbst verantwortlich sei. Aber viele Menschen brauchen Unterstützung, wenn sie einen Weg finden sollen, der sie aus einer schwierigen Situation herausführt. Manchmal muss man ihnen helfen, eine Schwelle zu überwinden, oder sie leiten und ermutigen.

Auch auf Beziehungen wirkt es sich günstig aus, wenn wir die Meinungen und Auffassungen des Partners kennen. Wieviel wissen wir wirklich davon?

7.2.2 Klärung von Meinungen

Hierzu brauchen Sie keine neuen Fertigkeiten, die kompetente Anwendung der bereits besprochenen genügt.

Zuhören

In Abschnitt 3.3 wurde das Hörverhalten thematisiert. Aktives, interessiertes Zuhören regt an, weiter zu erzählen.

Zusammenfassen

Diese Fertigkeit wurde in Kapitel 4 besprochen. Eine gute Zusammenfassung wirkt wie ein Spiegel für Sie und für Ihre Gesprächspartner.

Nachfragen

Betrachten Sie dazu nochmals Kapitel 5. Verwenden Sie so häufig wie möglich offene und E-in-Fragen, und denken Sie dabei an die vier Evaluationskriterien Validität, Vollständigkeit, Relevanz und Deutlichkeit.

Konkretisieren

Über das Konkretisieren können Sie sich wichtige Informationen verschaffen, die sonst unausgesprochen geblieben wären. Beachten Sie aber, dass das Konkretisieren auch zu tief gehen kann.

Ansprechen von Inkongruenzen zum nonverbalen Verhalten

Wenn Sie Diskrepanzen zwischen dem nonverbalem Verhalten Ihres Gesprächspartners und dem Inhalt seiner Aussagen bemerken, empfiehlt es sich, ihm das mitzuteilen, beispielsweise durch eine Bemerkung wie diese: «Du sagst, dass du es nicht schlimm findest, aber du schaust nicht gerade glücklich drein!»

Wenn Sie sich in solchen Fällen keine Klarheit verschaffen, können Sie nicht entscheiden, welche Botschaft zutrifft. Gleiches gilt, wenn jemand sich schwer tut, seine Meinung zu artikulieren. Erkennbar ist das an den weiter oben erwähnten paralinguistischen Aspekten des gesprochenen Wortes: zögerndes, leises Sprechen, Vermeidung von Blickkontakt usw.

In solchen Situationen kann man jemand unterstützen, indem man zum Beispiel sagt: «Ich glaube, es ist ziemlich schwer für dich, darüber zu reden.» Allerdings kann ein Vorgehen dieser Art stark konfrontierend wirken. Deshalb sollte man diese Technik erst einsetzen, wenn man den Anderen schon etwas besser kennt. Unterscheiden Sie dabei auf alle Fälle zwischen dem Ansprechen nonverbaler Gesichtspunkte und deren Interpretation; sprechen Sie nur das an, was Sie sehen und hören. Denn wenn Sie sagen würden: «Du sagst, dass du es schlimm findest, aber ich merke, dass dem nicht so ist», könnten Sie auch gleich sagen: «Du lügst!»

Außerdem lassen sich Interpretationen leicht dementieren:

A: «Du sagst, dass du es schlimm findest, aber ich merke, dass dem nicht so ist.»
B: «Dann liegst du eben falsch!»

7.2.3 Fehlerquellen

Die nachfolgend aufgeführten Fehlerquellen sollten nicht mehr unbekannt sein. Blättern Sie zurück, wenn sie Ihnen wenig oder nichts mehr sagen.

Die wichtigsten sind:

- Sofort zu wissen glauben, was der Andere meint
- Suggestivfragen stellen und Annahmen äußern
- Vorschnell beurteilen oder werten
- Die eigene Meinung äußern anstatt nach der des Anderen zu fragen
- Die Antwortmöglichkeiten des Anderen einschränken.

Hauptursache dieser Fehler sind das Bedürfnis oder der Drang des Fragenden, das Gespräch zu steuern und selbst im Mittelpunkt zu stehen. Besser jedoch wäre es, den Gesprächsverlauf am Partner auszurichten, so dass dieser seine Gedanken entwickeln kann.

Diskussionsfragen
1. Wovon hängt es ab, ob Sie Ihre Meinung äußern oder nicht?
   Wovon hängt es ab, ob Sie nach der Meinung von anderen fragen oder nicht?
2. Wie teilen Sie Ihre Meinung normalerweise mit?
   Was finden Sie dabei wichtig?
   Stellen Sie fest, ob andere das auch so sehen.
3. Ist es immer möglich, jemandem seine Meinung mitzuteilen?
   Überlegen Sie sich Beispiele für das Pro und Kontra.
4. Oft hört man: «Wenn man mir das doch nur ehrlich sagen würde!»
   Worauf zielt eine solche Bemerkung vermutlich ab?
   Kann man immer ehrlich sein?
   Überlegen Sie sich Beispiele.
5. Welche Fehler machen Sie selbst, wenn es um das Erfragen der Meinung von anderen geht?
   Welche Ursachen könnten diese Fehler haben?

Übungen
Thema: Die eigene Meinung äußern
Bilden Sie Vierergruppen und wählen Sie gemeinsam ein Diskussionsthema.
Jedes Gruppenmitglied betrachtet das Für und Wider, zieht Schlussfolgerungen und nimmt einen Standpunkt zum Thema ein.
Danach präsentiert jeder seinen Standpunkt. (Es empfiehlt sich, sich vorher einige Schwerpunkte zu notieren.)
Während der Präsentation dürfen die anderen Gruppenmitglieder klärende Fragen stellen, eine Diskussion findet jedoch nicht statt.
Abschließend werden Aufbau und Präsentation der Meinungsäußerungen kurz in der Gruppe besprochen.

Thema: Klarheit über Meinungen gewinnen
Bilden Sie Vierergruppen und wählen Sie gemeinsam ein Gesprächsthema.
Danach werden Partnergespräche geführt, wobei der eine Partner versucht, durch Fragen, Zusammenfassungen usw. die Meinung des anderen zum gewählten Thema zu erfassen.

Die beiden übrigen Gruppenmitglieder notieren die Beiträge des Fragenden.
Am Schluss des Gespräches gibt der Fragende eine kurze Zusammenfassung der Inhalte.
Die Aktivitäten der Beteiligten werden in der Gruppe nachbesprochen.

Aufgabe
Wählen Sie jemanden aus, über dessen Meinung zu einem bestimmten Thema Sie Klarheit gewinnen wollen. Machen Sie sich Notizen während des Gespräches. Achten Sie vor allem auf Ihre Reaktionen. Beurteilen Sie Ihr Vorgehen und formulieren Sie Ihre Erkenntnisse für sich selbst.
Stellen Sie sich dabei vor allem folgende Fragen:
Was beherrsche ich schon, was noch nicht?
Was kann ich tun, damit es das nächste Mal besser klappt?

Kapitel 8.
Äußern und Erfragen von Gefühlen

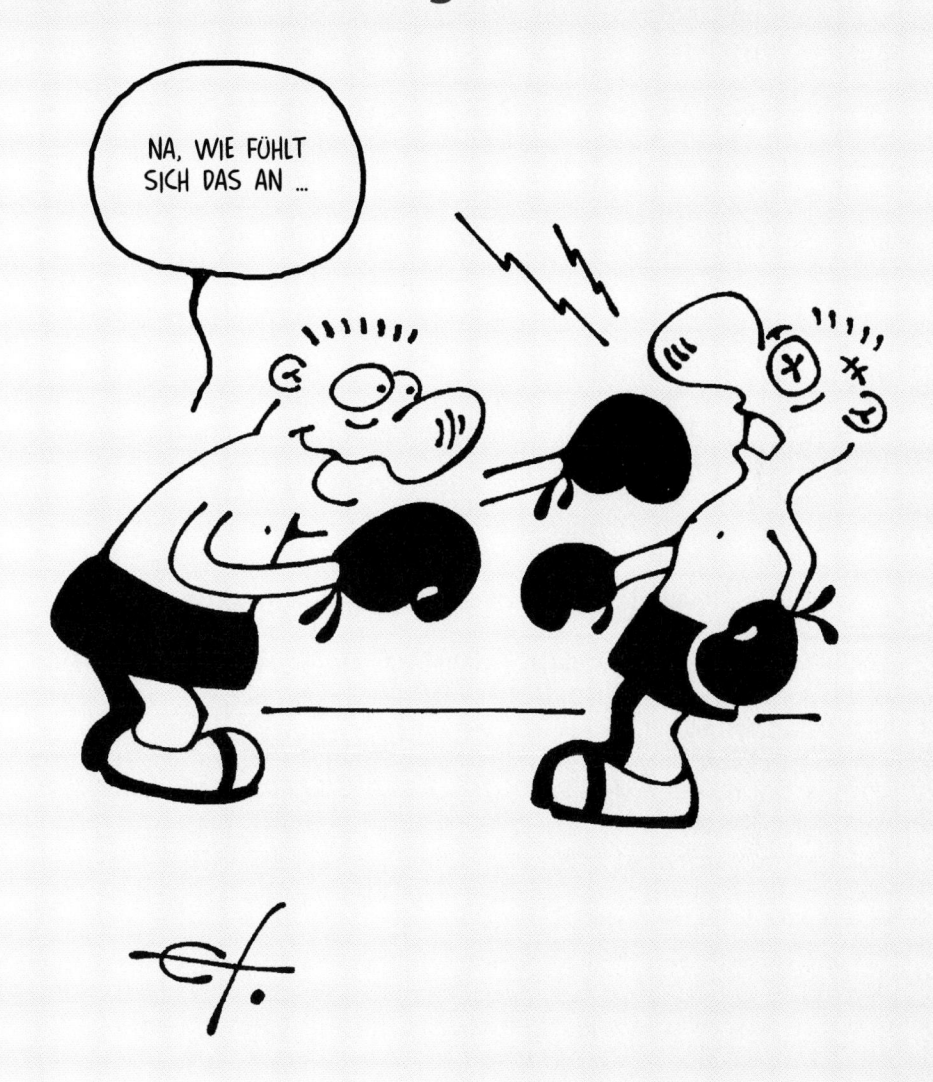

8.1 Äußern von Gefühlen

Achten Sie auf die Unterschiede in den nachfolgenden Beispielen:

Beispiel 1:

– «Du hackst immer nur auf mir herum!»

oder:

– «Ich fühle mich bedrängt, wenn du das zu mir sagst.»

Beispiel 2:

Sie haben eine schriftliche Hausarbeit angefertigt, die Sie viel Mühe gekostet hat. Trotzdem befürchten Sie, eine schlechte Note zu bekommen.

– «Die pädagogische Betreuung war miserabel!»

oder:

– «Ich habe Angst, dass ich durchgefallen bin.»

Beispiel 3:

Ein Jugendlicher muss um 11 Uhr abends zu Hause sein und sagt zu seinen Eltern:

– «Ihr seid ja sowas von altmodisch!»

oder:

– «Wenn ich schon um 11 Uhr zu Hause sein muss, lachen mich die anderen aus!»

Wie die Beispiele zeigen, können Gefühle auf sehr unterschiedliche Weisen in Worte gefasst werden. Welche davon geeigneter sind, müssen wir wahrscheinlich nicht weiter besprechen.

Vielen von uns fällt es sehr schwer, Gefühle zu äußern. Denn in unserer Kultur wird ein derartiges Verhalten im Allgemeinen als Zeichen von Schwäche betrachtet. Der Betreffende erweckt den Eindruck, als ob er die Situation nicht mehr im Griff habe oder sich nicht beherrschen könne. Zudem gelten Gefühlsäußerungen häufig als unmännlich und sind im Wesentlichen nur Frauen gestattet (wieso eigentlich?).

Wie oft ärgert man sich im Unterricht oder während einer Besprechung, sagt es aber nicht?

Wie oft werden Entscheidungen getroffen, die Sie eigentlich nicht mittragen können, aber Sie äußern das nicht?

Wie oft begegnet man Menschen, die man nett findet, aber man sagt es Ihnen nicht?

Aber auch wenn wir Gefühle nicht äußern, beeinflussen sie unser Verhalten. Außerdem werden sie über nonverbale Signale schnell sichtbar. Bestimmte Gefühle verraten wir anderen unbewusst sogar schneller, als wir sie uns selbst zugeben.

Zwar braucht man das Herz nicht gerade auf der Zunge zu tragen, aber wenn wir den anderen nicht mitteilen, welche emotionale Bedeutung bestimmte Fakten oder Ereignisse für uns besitzen, dürfen wir uns auch nicht beklagen, wenn sie nicht berücksichtigt wird.

8.1.1 Bedeutung

Gefühle bilden einen wichtigen Teil unseres Menschseins. Jeder hat sie in jeder Situation. Allerdings scheuen wir uns oft, sie nach außen zu tragen, denn man macht sich unter Umständen verletzlich. Andere könnten uns auslachen, uns kindisch finden, erschrecken oder sich peinlich berührt fühlen. Nein, unsere Gefühle behalten wir lieber für uns. Nur Lebenspartnern, engen Freunden oder nahen Verwandten vertrauen wir sie an. Doch leider kennen uns die anderen dann nur zur Hälfte und können auch nur diese eine Hälfte berücksichtigen.

Das aber, was man nicht kennt, führt zu Interpretationen und Missverständnissen.

Fragen Sie sich selbst einmal, ob Sie sich mehr vom Gefühl oder vom Verstand leiten lassen. Was davon im Vordergrund steht, ist von Mensch zu Mensch sicher sehr unterschiedlich, aber wenn es sich um wichtige Dinge handelt, die uns stark betreffen, gewinnt meistens das Gefühl.

Eigentlich gibt es kaum einen Grund, Gefühle nicht zu zeigen. Dadurch kann ein Gespräch an Tiefe gewinnen, und Sie machen Ihrem Gesprächspartner deutlich, wie wichtig es für Sie ist, mit ihm zu sprechen.

Selbstverständlich können Gefühlsäußerungen auch missbraucht werden, jedoch kommt dies weit seltener vor, als man gewöhnlich zu glauben geneigt ist. Gefühle wie Trauer, Freude, Ärger oder Angst kann Ihnen niemand vorwerfen. Kommt es aber tatsächlich zum Missbrauch, haben Sie auch etwas Wertvolles über den Gesprächspartner erfahren: offensichtlich ist er nicht in der Lage, mit Gefühlen angemessen umzugehen.

8.1.2 Aspekte der Gefühlsäußerung

Gefühle können verbal und nonverbal zum Ausdruck gebracht werden. Verhaltensweisen wie Lachen und Weinen machen das zugehörige Gefühl meist unmittelbar deutlich. Besonders die Augen spielen dabei eine große Rolle, und Worte sind oft überflüssig. Allerdings kann es auch sein, dass der Andere die nonverbale Botschaft nicht erkennt oder unzutreffend interpretiert und deshalb Erläuterungen benötigt. So kann jemand durchaus auch aus Freude weinen. Werden Gefühle in Worte gefasst, ist es besonders wichtig, dass verbales und nonverbales Verhalten übereinstimmen.

Bei der verbalen Äußerung von Gefühlen sind die gleichen Aspekte zu beachten wie bei der Mitteilung einer Meinung: Aufbau, Präsentation, Beherztheit und Ehrlichkeit.

Deshalb sollte eine Botschaft, die Gefühle zum Ausdruck bringt, stets enthalten
– wie Sie sich fühlen und
– warum dies so ist.

Ohne diese Information ist der Andere kaum in der Lage, Sie zu verstehen. Wenn Sie ohne nähere Erklärung nur sagen: «Irgendwie fühle ich mich komisch dabei», fehlen diese Informationen, und der Gesprächspartner weiß nicht, wie er reagieren soll.

Gefühle kann man in folgender Form verbalisieren:

Durch eine Ich-Botschaft:

Es ist deutlicher, wenn man sagt: «Ich bin sehr enttäuscht!» als: «So etwas würde niemand schön finden!» Besser als: «Da fühlt man sich ganz erleichtert» wäre: «Ich fühle mich ganz erleichtert!»
Gefühle werden oft indirekt verbalisiert.

Begleitet von Informationen über Ereignisse oder die Fakten, an die das Gefühl gekoppelt ist:

Sie sagen zum Beispiel: «Ich bin sehr enttäuscht! Ich habe viel dafür getan und es trotzdem nicht geschafft.»

Besonders wenn man verärgert ist, neigt man leicht dazu, in Du-Botschaften zu sprechen: «Du lässt mich immer links liegen!» Ich-Botschaften hingegen verletzen weniger, und es wird dadurch vermieden, den Anderen direkt zu beschuldigen. Er wird nicht als Person angegriffen, sondern das Verhalten, das zu dem betreffenden Gefühl geführt hat, wird zur Diskussion gestellt: «Ich habe mich geärgert, weil du dich nicht mit mir abgesprochen hast.»

Du-Botschaften machen es dem Anderen auch schwerer, sein Verhalten zu ändern, denn sie lösen häufig unangenehme Gefühle bei ihm aus, und er beginnt sich zu verteidigen oder geht zum «Gegenangriff» über.

Auch die Beherztheit spielt eine bedeutsame Rolle bei der Mitteilung von Gefühlen. Manchmal gilt es tatsächlich, sein Herz in beide Hände zu nehmen und dem Anderen deutlich zu machen, wie sich sein Verhalten auswirkt. Das ist besonders dann angebracht, wenn ohne eine Äußerung von Gefühlen die Situation keine Änderung erfahren würde und Ärger oder Enttäuschung immer wieder aufs Neue ertragen werden müssten. Viele Menschen fassen sich in solchen Fällen kein Herz, weil sie befürchten, die Beziehung zum Anderen könnte sich dadurch verschlechtern. Aber sie ist ja bereits getrübt!

Wie ehrlich und offen ein Gefühl zum Ausdruck gebracht wird, hängt stark vom kulturellen Hintergrund des Betreffenden ab. Denken Sie zum Beispiel an das Trauerverhalten in südländischen Kulturen. Aber auch innerhalb derselben Kultur gibt es große individuelle Unterschiede. Einige sagen alles, andere gar nichts. Es gibt Menschen, die in dieser Hinsicht außerordentlich großen Wert auf Ehrlichkeit und Offenheit legen, aber auch solche, die sich verschließen oder befürchten, ihr Gegenüber zu verletzen. Manche wiederum äußern ihre Emotionen spontan, während wieder andere ihre Absicht dazu erst entschuldigend ankündigen.

8.2 Erfragen von Gefühlen

Beispiel 1:

A: «Manchmal ärgere ich mich wahnsinnig über ihn!»
B: «Wieso?»
A: «Er ist nie pünktlich.»
B: «Oh, so etwas finde ich auch schrecklich, Termin ist schließlich Termin!»

Beispiel 2:

A: «Manchmal ärgere ich mich wahnsinnig über ihn!»
B: «Wieso?»
A: «Er ist nie pünktlich.»
B: «Du musst immer auf ihn warten?»
A: «Genau!»
B: «Und das stört dich so?»
A: «Ja, ich habe dann das Gefühl, dass er mich nicht wichtig nimmt.»
B: «Wie meinst du das?»
   usw.

Viele Menschen teilen ihre Gefühle nur teilweise oder sogar überhaupt nicht mit. Will man verstehen, welche Bedeutung eine bestimmte Situation oder ein bestimmtes Ereignis für jemanden besitzt, muss man sich auch darüber klar werden, welche Gefühle der Andere damit verbindet.

Gefühle bestimmen unser Verhalten wesentlich mit, und um dieses Verhalten nachvollziehen zu können, müssen wir einen Einblick in die Gefühlswelt des Anderen bekommen. Das Erleben des Klienten ist eine wichtige (wenn nicht die wichtigste) Komponente bei Problemdiagnose und Problemlösung.

Bei der Beschäftigung mit dem Erfragen von Gefühlen werden wir viele Parallelen zum Erfragen von Meinungen erkennen. Genauso wenig wie im Zusammenhang mit Meinungen darf das Erfragen auch bei Gefühlen niemals als Trick eingesetzt werden, um den Anderen zu Auskünften zu veranlassen, die er eigentlich nicht geben wollte. Vielmehr gilt es, ihn einfühlsam und kompetent dabei zu unterstützen, sich ein Stück mehr Klarheit über sich selbst zu verschaffen.

8.2.1 Klärung von Gefühlen

Bei der Klärung von Gefühlen kommen die in den ersten sechs Kapiteln dieses Buches besprochenen Techniken erneut zum Tragen:

- Nonverbales Verhalten beobachten und besonders speziell auf Inkongruenzen achten
- Aktives Hörverhalten zeigen und Stille akzeptieren
- Paraphrasieren und Zusammenfassen
- Nachfragen – vor allem mit Hilfe von offenen Fragen und E-in-Fragen
- Sich nicht in Fakten flüchten
- Rücksicht auf die Empfindsamkeit des Anderen nehmen
- Personalisieren.

Von diesen sieben Punkten wurde nur das Personalisieren noch nicht ausführlicher angesprochen. Damit ist gemeint, dass man den Gesprächspartner gewissermaßen «zwingt», über sich selbst zu sprechen und Ich-Botschaften zu verwenden.

Beispiel 1:

A sagt zu B: «Es gibt einige, die es nicht mögen, wenn du so reagierst wie vorhin.»

B personalisiert nun, indem er fragt: »Wie siehst du das denn?»

Beispiel 2:

Ein Student sagt zum Dozenten: «Die meisten von uns fühlen sich von Ihnen ungerecht behandelt.»
   Der Dozent personalisiert mit Hilfe einer Paraphrasierung: «Du findest, dass ich nicht ganz ehrlich bin.»

Vor allem bei der Klärung von Gefühlen spielt die Fertigkeit des Personalisierens eine wesentliche Rolle. Denn viele Menschen bedienen sich bei der Verbalisierung ihrer Gefühle allgemein üblicher Verschleierungstechniken; sie sagen anstatt «ich» zum Beispiel «man», «die meisten», «wir» usw. Gelingt es, die Sprache des Gesprächspartners ins Persönliche zu wenden, spricht er über sich und gleichzeitig für sich.

8.2.2 Fehlerquellen

Neben den bereits in den vorhergehenden Kapiteln erwähnten Fehlerquellen sind bei der Klärung von Gefühlen noch einige weitere zu beachten:

Unangebrachte Beruhigung

Weil es uns unangenehm ist zu hören, dass der Andere sich unwohl fühlt, versuchen wir oft, ihn zu beruhigen – auch wenn wir keineswegs wissen, ob dies gerechtfertigt ist. Wir sagen dann zum Beispiel: «Kopf hoch, das wird schon wieder!» oder: «So schlimm ist es doch gar nicht!» oder wählen andere ähnliche Formulierungen.
   Es ist zwar nicht auszuschließen, dass der Andere das als Ermutigung auffasst, aber im Grunde genommen werden damit seine Gefühle verkannt oder missachtet.

Vorschnelle Identifikation

Wenn wir Gefühle äußern, appellieren wir damit auch an das Mitgefühl anderer. Deswegen kann es vorkommen, dass man mitleidet, ohne zu wissen, wie sich die

Situation genau darstellt. Sagt jemand zum Beispiel: «Ich fühle mich durch die Gruppe im Stich gelassen», wird häufig auf Nachfragen oder Konkretisieren verzichtet, und wir versuchen zu trösten: «Vergiss die anderen, sie sind es nicht wert!» Reaktionen dieser Art sind gewöhnlich intensiver, wenn es sich um einen Freund oder nahen Bekannten handelt.

Aufdrängen von Gefühlen

Die Wichtigkeit der Unterscheidung zwischen Inhalts- und Beziehungsaspekt wurde schon mehrfach betont. Oft malen wir uns die Gefühle des Anderen nur aus, anstatt danach zu fragen. Bemerkungen wie: «Das findest du sicher unangenehm» oder: «Da wurdest du natürlich böse» nehmen den Platz offener Fragen ein. Besser wäre es jedoch gewesen, wir hätten gefragt: «Wie hast du das empfunden?» oder: «Was hat das für dich bedeutet?»

Solche Fehler kommen leider in erster Linie deswegen zustande, weil wir uns selbst bestätigen oder das Gespräch steuern wollen.

Diskussionsfragen

1. Wovon hängt es ab, ob Sie Ihre Gefühle äußern oder nicht?
2. Wovon hängt es ab, ob Sie Gefühle erfragen oder nicht?
3. Wie zeigen Sie gewöhnlich Ihre Gefühle? Gehen Sie bei Bekannten, Freunden oder Studienkollegen einmal der Frage nach, wie Sie in dieser Hinsicht wahrgenommen werden.
4. Wann fragen Sie bei anderen nach Gefühlen, wann nicht? Begründen Sie Ihre Antwort und geben Sie Beispiele.

Übung

Bilden Sie Vierergruppen.

Jeder vergegenwärtigt sich ein Ereignis, bei dem starke positive oder negative Gefühle beteiligt waren.

Jeder stellt kurz die Fakten des Ereignisses dar, worauf ein anderer aus der Gruppe versucht, die dazugehörenden Gefühle zu eruieren und zu klären.

Die jeweils nicht unmittelbar Beteiligten beobachten und machen Notizen.

Danach wird ausgewertet, welche Fertigkeiten bei der Klärung der Gefühle zum Einsatz kamen und welche nicht.

Beurteilen Sie gemeinsam das Gesprächsverhalten und suchen Sie nach Ursachen für relevante Aspekte.
Ein Gespräch mit Auswertung sollte nicht länger als 15 Minuten dauern.
Danach werden die Rollen gewechselt.

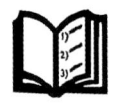

Aufgaben
1. Beschreiben Sie eine Situation, in der Sie Ihre Gefühle zur Sprache brachten. Beschreiben Sie detailliert, was Sie sagten und wie Ihr nonverbales Verhalten war. Nehmen Sie eine Selbsteinschätzung vor und formulieren Sie, wenn Sie Fehler erkennen, welche Gegenmaßnahmen Sie ergreifen könnten.
2. Beschreiben Sie eine Situation, in der jemand emotional reagiert hat. Beschreiben Sie detailliert, was er gesagt hat und wie sein nonverbales Verhalten war.
   Wie haben Sie darauf reagiert?
   Nehmen Sie eine Selbsteinschätzung vor und formulieren Sie, wenn Sie Fehler erkennen, welche Gegenmaßnahmen Sie ergreifen könnten.

Kapitel 9.
Feedback geben und empfangen

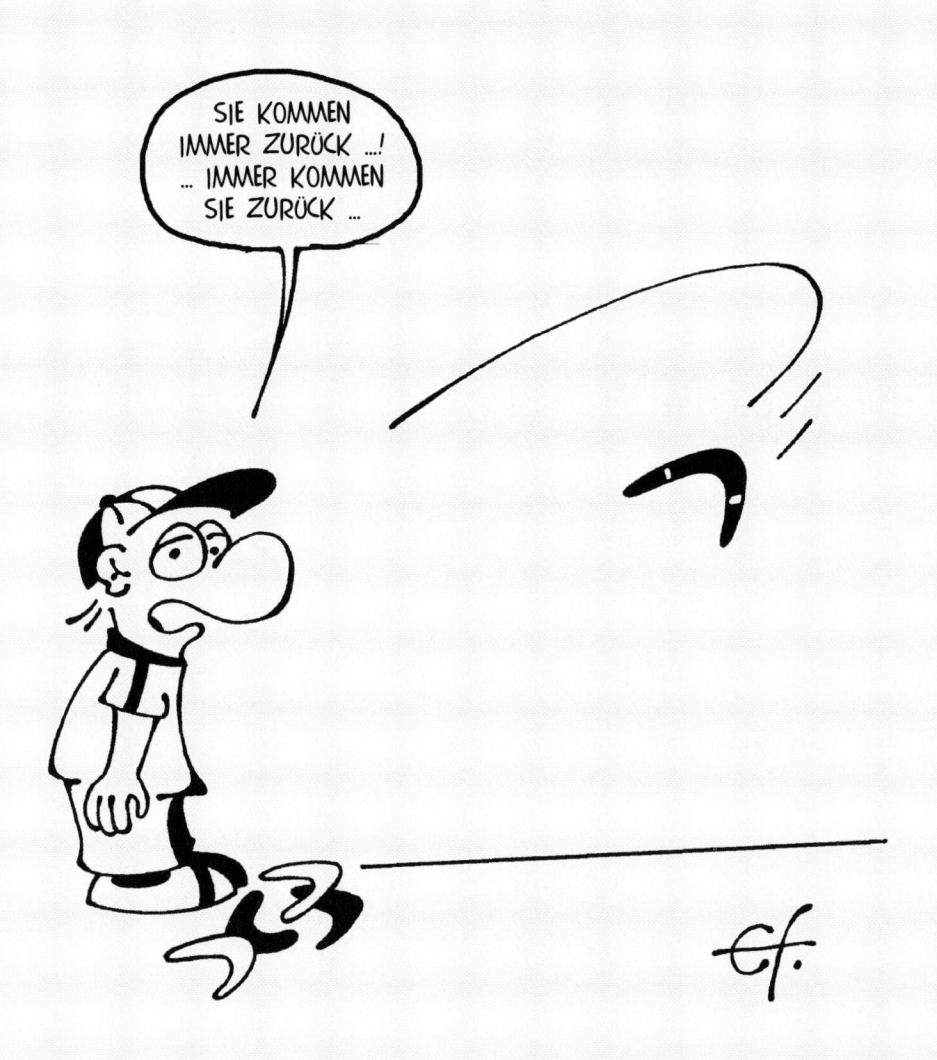

Beispiel

Stellen Sie sich vor, dass ein Mitglied einer Arbeitsgruppe immer zu spät kommt. Die anderen können jedoch ohne ihn nicht beginnen.
In einer derartigen Situation gibt es verschiedene Reaktionsmöglichkeiten:

- Keiner sagt etwas. Um des lieben Friedens willen halten alle den Mund und ärgern sich gemeinsam.

- Die Gruppe hat beschlossen, dass das Zuspätkommen angesprochen werden soll. Sobald der Betreffende erscheint (wieder zu spät), ergreift der, der dazu ausersehen wurde, das Wort und sagt verärgert: «Das ist jetzt das vierte Mal, dass du zu spät kommst. Es ist immer dasselbe mit dir! Wir haben die Nase voll, und was uns anbelangt, kannst du gleich wegbleiben.»
Daraufhin sagt der «Sünder»: «Na gut, wenn ihr meint ...!» und verlässt den Raum.

- Ein Gruppenmitglied hat sich vorgenommen, die Situation anzusprechen. Beim Eintreten des Betreffenden sagt es: «Das ist jetzt das vierte Mal, dass du zu spät kommst. Mich stört das sehr, weil wir nicht anfangen können, bevor alle da sind. Du gehörst auch zu uns, und ich würde es begrüßen, wenn du ab jetzt rechtzeitig kommst.»
Daraufhin sagt der «Sünder»: «Entschuldige, eigentlich hast du recht; ich bin da einfach ein bisschen schlampig. Ich werde in Zukunft darauf achten.»

Das Beispiel zeigt verschiedene Möglichkeiten, auf unerwünschte Verhaltensweisen anderer zu reagieren. Wir sprechen von Feedback oder Rückmeldung, wenn wir den Anderen wissen lassen, wie wir sein Verhalten empfinden, wie es sich auf uns auswirkt und welches Verhalten uns lieber wäre.

Man kann schlucken (erste Reaktion), man kann sich ärgern (zweite Reaktion) oder man kann dem Anderen deutlich machen, dass sein Verhalten stört und man sich ein anderes wünscht (dritte Reaktion). Feedback kann natürlich auch positiv sein; in diesem Fall möchten wir, dass der Andere sein Verhalten beibehält.

Welche der drei Reaktionsweisen oder welche Variante davon gewählt wird, hängt ab vom Ziel des Feedbacks, von den Gegebenheiten der Situation und von der eigenen Beherztheit.

Die Form des Feedbacks beeinflusst zum einen die Bereitschaft des Anderen, sich überhaupt damit auseinanderzusetzen, sie bestimmt aber auch maßgeblich, ob die Reaktion darauf positiv oder negativ ausfällt. Natürlich ist das Resultat einer Rückmeldung auch abhängig von den Einstellungen des Anderen. Wie offen ist er, und wie fasst er die Rückmeldung auf? Hinzu kommen noch die Erwartungen, die wir in Hinblick auf die Reaktion des Anderen hegen; sie können uns das Rückmelden erschweren oder erleichtern.

In diesem Kapitel werden wir das Geben und Empfangen von Feedback erörtern. Selbstverständlich gelten die bisher besprochenen Kommunikationsregeln auch in diesem Zusammenhang, und auch diesmal kommt es darauf an, dass Sie Ihr eigenes Verhalten und Vorgehen dabei genauer betrachten.

9.1 Bedeutung

Feedback bedeutet «Rückkoppelung». Im Bereich der Kommunikation ist damit gemeint, dass wir dem Anderen Information darüber geben, wie wir seine Nachricht interpretieren und was diese Interpretation bei uns auslöst. Man macht jemanden begreiflich, was man von seinem Verhalten hält. Dabei muss man nicht sofort an emotionsgeladene oder andere problematische Situationen denken. Feedback geben wir eigentlich den ganzen Tag über, und meistens tun wir das ganz spontan, ohne weiter darüber nachzudenken. So gibt Ihnen beispielsweise ein Studienkollege seine Notizen über eine Vorlesung, die Sie nicht besuchen konnten, und Sie sagen: «Danke, das ist schön von dir.» Wahrscheinlich merkt man in solchen Situationen gar nicht, dass man gerade Feedback gegeben hat.

Schwieriger wird es allerdings, wenn wir etwas nicht so schön finden, wie etwa ein Geschenk, das unseren Geschmack nicht getroffen hat. In solchen Fällen muss man sich überlegen, ob man das Feedback auf Aspekte der Situation reduziert, die wirklich angenehm sind – zum Beispiel darauf, dass man überhaupt ein Geschenk bekommen hat –, oder ob man die Unangemessenheit des Geschenks in den Vordergrund rückt oder ob man beides erwähnt.

Für den Schenkenden ist das letztgenannte Verhalten zwar am deutlichsten, aber manchmal findet man es recht unangenehm, dem Anderen etwas derartiges zu sagen und beschränkt das Feedback deshalb auf das Angenehme. Ein anderes Mal aber mag die Enttäuschung so groß sein, dass man sie vom Gesicht ablesen kann. In diesem Fall erfolgte die Reaktion auf der nonverbalen Ebene, und wir wissen ja bereits, dass nonverbale Botschaften (leider) nur schwer unterdrückt werden können.

So geben wir uns gegenseitig Tag für Tag Feedback – und das ist sehr wichtig, weil der Andere sonst nicht wissen würde, wie wir sein Verhalten einschätzen und seine weiteren Reaktionen nicht darauf abstimmen könnte.

Durch Feedback regeln wir einen Teil des sozialen Umgangs miteinander, wobei folgende drei Funktionen zum Tragen kommen:

Erstens: Positives (von mir gewünschtes) Verhalten wird unterstützt und bestätigt. Dadurch wird der Andere angeregt, sein Verhalten beizubehalten oder zu wiederholen.

Beispiel:

«Ich finde es angenehm, wenn du ab und zu Zusammenfassungen gibst; dadurch behalten wir den roten Faden.»

Zweitens: Es wird auf negatives (von mir nicht gewünschtes) Verhalten aufmerksam gemacht. Dadurch wird der Andere angeregt, sein Verhalten zu ändern.

Beispiel:

«Du hast mich jetzt schon dreimal unterbrochen; ich bekomme dann das Gefühl, dass dich nicht interessiert, was ich sage. Ich würde aber gerne erst zu Ende sprechen.»

Drittens: Feedback verdeutlicht, wie Menschen zueinander stehen; man kann sich dadurch besser verstehen und kann auch besser verstanden werden. Die Zusammenarbeit wird positiv beeinflusst.

Beispiel:

«Heute ist es recht gut zwischen uns gelaufen. Wir haben besser zusammengearbeitet, als ich es erwartet hätte.»

Durch Feedback stützen wir, was wir am Anderen schätzen, und korrigieren, was wir weniger gut an ihm finden.

Die Bereitschaft, Rückmeldung zu geben, ist von Mensch zu Mensch sehr unterschiedlich ausgeprägt. Manche haben sowohl mit positivem als auch mit negativem Feedback Schwierigkeiten. Andere tun sich bei einer dieser beiden Formen schwer, und wieder andere haben keinerlei Probleme damit.

Auch die Situation selbst, die Umgebung und die Beteiligten spielen eine Rolle beim Feedback geben. So fällt es uns gewöhnlich leichter, Kindern Rückmeldung zu geben als Erwachsenen.

Feedback kann auf verschiedene Weise gegeben werden. Wir unterscheiden:

Verbal oder nonverbal

Ein «Das finde ich nett von dir» kann die gleiche Bedeutung haben wie ein Lächeln oder ein zustimmendes Nicken.

Bewusst oder unbewusst

Die Bemerkung: «Das gefällt mir nicht» wird bewusst ausgesprochen; gelangweiltes Gähnen hingegen geschieht meist unbewusst.

Spontan oder auf Nachfrage

Manche sagen von selbst, wie sie zu bestimmten Verhaltensweisen stehen, andere muss man dazu auffordern: «Was hältst du davon?»

Formell oder informell

Beim Applaus im Theater handelt es sich um formelles Feedback, er wird erwartet und gehört dazu. Der freundschaftliche Schulterklaps jedoch ist informell.

Alle erwähnten Formen können in den verschiedensten Varianten vorkommen, und jeder von uns hat im Laufe der Zeit seine persönlichen Muster beim Feedback geben entwickelt. Dies gilt sowohl für Situationen, in denen wir Rückmeldung geben, als auch für solche, in denen wir das nicht tun.

Übrigens: Wie sieht Ihr Muster aus, wie kommt es «rüber» und welche Effekte ergeben sich daraus?

Ob Feedback den gewünschten Effekt hat, hängt nicht allein von seiner Form ab. Es kommt auch darauf an, wie offen der Adressat dafür ist und inwieweit er bereit ist, darauf einzugehen.

Wenn wir ehrlich sind, müssen wir eingestehen, dass die meisten von uns nie gelernt haben, mit Feedback angemessen umzugehen.

Bei positivem Feedback («Das hast du super gemacht!») reagieren viele plötzlich übertrieben bescheiden («Ach, es war überhaupt nicht schwierig!»). Andere explodieren, wenn sie eine negative Rückmeldung bekommen («Wie kommst du dazu, so etwas zu sagen!») oder gehen sofort in die Verteidigung («Aber ich habe doch gar nicht ...!»).

Weil Feedback häufig nonverbal vermittelt wird, ist die Deutlichkeit beim Senden und die sorgfältige Interpretation beim Empfangen außerordentlich wichtig. Wurde die Botschaft so aufgenommen, wie sie gemeint war? Stehen die Interpretationen des Empfängers im Einklang mit den Absichten des Senders?

Achten Sie in diesem Zusammenhang besonders darauf, dass Wahrnehmung stets gefärbt ist!

Viele Menschen haben Schwierigkeiten in Bezug auf eine direkte und deutliche Rückmeldung. Das gilt sowohl für das Geben als auch für das Empfangen. Deshalb sollen einige Regeln erläutert werden, die uns bei beidem helfen können.

9.2 Regeln für das Geben von Feedback

Garantien gibt es nicht, aber die Chancen werden deutlich besser, wenn man folgende Empfehlungen berücksichtigt:

Beschreiben Sie konkretes Verhalten

Feedback muss sich immer auf konkretes Verhalten beziehen, das man beim Anderen wahrgenommen hat. Dieses Verhalten sollten Sie genau beschreiben, damit der Andere nachvollziehen kann, worüber Sie sprechen.

Ein Beispiel:

«Ich habe dich schon dreimal angerufen, und immer sagst du, dass du zurückrufst. Das hast du bis jetzt aber noch nicht getan.»
Formulierungen dieser Art sind konkreter als: «Du hältst dich nicht an das, was du sagst!»
Das Verhalten des Anderen muss so genau und objektiv wie möglich beschrieben werden. Vermeiden Sie dabei Interpretationen oder Beurteilungen. Auch das Moralisieren sollte man unterlassen («Später im Beruf kannst du das auch nicht tun!»).
Durch die Beschränkung auf Fakten setzen Sie die Wahrscheinlichkeit herab, dass Ihre Rückmeldung als persönlicher Angriff verstanden wird, und Ihr Gegenüber sieht sich nicht so schnell veranlasst, sich zu verteidigen oder zum Gegenangriff überzugehen.

Beschreiben Sie, was das betreffende Verhalten bei Ihnen bewirkt

Neben der genauen Beschreibung der Fakten ist es auch wichtig, deutlich zu machen, wie Sie sich dabei fühlen und was sie bei Ihnen auslösen. Diese Information braucht Ihr Gesprächspartner, um den Gehalt Ihrer Rückmeldung genauer einschätzen zu können.

Im obigen Beispiel könnte man etwa so fortfahren:
«Ich fühle mich dann irgendwie vernachlässigt, und das finde ich unangenehm. Außerdem mag ich dich dann auch gar nicht mehr anrufen.»
Wie Sie sehen, wird auch beim Feedback geben stets mit Ich-Botschaften gearbeitet.

Warten Sie nicht zu lange

Feedback ist am effektivsten, wenn es an aktuelle Vorfälle und Verhaltensweisen gekoppelt wird. Wartet man zu lange, erinnern sich die Betreffenden vielleicht gar nicht mehr an den zur Debatte stehenden Vorfall. Manchmal, wenn wir einige Zeit gewartet haben, erhalten wir auch zur Antwort: «Warum hast du mir das nicht gleich gesagt, das war mir gar nicht bewusst.» Womöglich ärgern wir uns dann, weil wir die Angelegenheit nicht schon früher angesprochen haben. Außerdem besteht bei längerem Warten die Gefahr, dass sich Emotionen ansammeln und es zu einer Explosion kommt, deren Gewalt in keinem Verhältnis mehr zum auslösenden Ereignis steht.

Sprechen Sie nicht nur negative Gesichtspunkte an

Durch die Mitteilung von negativen und positiven Aspekten wird vermieden, dass der Andere denkt, er habe alles falsch gemacht.

Im Telefonbeispiel könnte man zum Schluss etwa sagen: «Das finde ich schade, weil ich mich gern mit dir unterhalte.»

Allerdings empfiehlt es sich auch nicht, allein positive Gesichtspunkte anzusprechen, denn es geht ja um eine Verhaltensänderung beim Anderen.

Machen Sie Verbesserungsvorschläge

Diese Empfehlung gilt vor allem bei negativem Feedback. Teilen Sie mit, wie man Ihrer Meinung nach besser verfahren könnte. Erwähnen Sie die Ursache Ihrer Rückmeldung und wie sie zu beseitigen ist. Auf das Telefonbeispiel bezogen, könnte folgender Vorschlag angebracht sein: «Vielleicht können wir festlegen, wer das nächste Mal anruft.» Mit einer Formulierung dieser Art lässt man auch genügend Spielraum und vermeidet, dass der Andere sich bedrängt fühlt.

Bleiben Sie einladend

Feedback geben ist nicht dasselbe wie das Herauslassen von Aggressionen. Einladend zu sein bedeutet, nicht zu emotional zu werden und den Anderen zu fragen, ob er die eigene Reaktion auch nachvollziehen kann. Damit wird er eingeladen, auf Ihre Rückmeldung zu reagieren.

Geben Sie Feedback, das umgesetzt werden kann

Achten Sie darauf, dass Sie kein Verhalten ansprechen, das der Andere überhaupt nicht ändern kann. Wenn jemand stottert und Sie deshalb den Faden verlieren, liegt eine Änderung außerhalb seiner Möglichkeiten. Eine diesbezügliche Bemerkung kann nur verletzen. Wenn also das Feedback nur die Funktion hat, Ihren Gefühlen Ausdruck zu verleihen, sollten Sie das sagen, beispielsweise mit Worten wie: «Das hat jetzt überhaupt nichts mit dir zu tun, aber die ganze Situation hier ärgert mich!»

Dosieren Sie Ihr Feedback

In manchen Fällen hat man einiges am Anderen auszusetzen. Es könnte auch sein, dass Sie zu lange mit der Rückmeldung gewartet haben und sich die Kritikpunkte daher angehäuft haben. In solchen Situationen bringt es nichts, das Gegenüber mit negativen Rückmeldungen zu überhäufen. Beschränken Sie sich deshalb auf ein oder zwei Schwerpunkte.

Bitten Sie um Feedback auf Ihr Feedback

Wenn der Andere nicht von selbst auf das Feedback reagiert, empfiehlt es sich, ihn darum zu bitten. Erstens wird durch seine Rückmeldung klar, ob er Sie überhaupt verstanden hat, und zweitens können Sie auf diese Weise herausfinden, wie Ihr Gegenüber das Feedback einordnet und ob er selbst Vorschläge entwickelt, wie weiter verfahren werden kann.

Achten Sie auf das nonverbale Verhalten des Anderen

Neben seiner verbalen Reaktion kann man auch aus dem nonverbalen Verhalten des Anderen ableiten, wie die Rückmeldung angekommen ist. Auch Beobachtungen dieser Art kann man ins Gespräch einfließen lassen.

Bleiben Sie kurz und bündig

Je länger Sie sprechen, desto leichter geht das Wesentliche an Ihrer Rückmeldung verloren. Außerdem besteht die Gefahr, dass über eher unwesentliche Inhalte diskutiert wird und Dinge eingebracht werden, die den Verlauf des Gespräches erheblich stören.

Beachten Sie die Empfindsamkeit des Anderen

Wählen Sie einen Mittelweg zwischen «ehrlich sagen, was man denkt» und «nicht verletzen». Passen Sie Ihre Formulierungen der Empfindsamkeit des Empfängers an.

Soweit die Regeln beim Geben von Feedback. Sie sollten jedoch nicht starr und unflexibel zur Anwendung kommen, sondern auf die jeweilige Situation abgestimmt werden. Auch die Form der Beziehung, in der Sie zum Empfänger Ihrer Rückmeldung stehen, ist von großer Bedeutung.

Zwar kann es sich gerade in schwierigen Situationen lohnen, die Empfehlungen zu beachten, doch sollten Sie nicht erwarten, dass deswegen alles reibungslos verläuft.

9.3 Regeln für das Empfangen von Feedback

Wenn man Rückmeldung bekommt ist es sehr wichtig, dass sie auf die Bereitschaft stößt, sich mit der Botschaft auseinanderzusetzen und das betreffende Verhalten zu überprüfen. Die nachfolgenden Empfehlungen sollen es dem Empfänger erleichtern, angemessen mit Feedback umzugehen.

Hören Sie zu

Versuchen Sie offen und unbefangen zuzuhören. Fallen Sie dem Anderen nicht ins Wort. Argumentieren Sie nicht sofort und gehen Sie nicht gleich in Verteidigungsposition. Gutes Hörverhalten bewirkt ein freundliches Gesprächsklima.

Finden Sie heraus, ob Sie den Anderen richtig verstehen

Fassen Sie die Schwerpunkte der Rückmeldung nochmals zusammen, um sicher zu sein, dass Sie alles richtig verstanden haben. Sagen Sie beispielsweise: «Du meinst, dass ich ..., und das bedeutet für dich ...»

Fragen Sie nach

Bei zu allgemeinen oder zu vagen Aussagen sollte man versuchen zu konkretisieren. Bitten Sie den Anderen, das betreffende Verhalten genauer zu beschreiben und Beispiele für Situationen anzuführen, in denen es sich gezeigt hat.

Befragen Sie Dritte

Wenn Sie das Feedback befremdlich finden, besteht die Möglichkeit, sich bei anderen zu erkundigen, ob sie die Angelegenheit auch so sehen wie derjenige, der Rückmeldung gibt. Allerdings sollten Sie das nicht als Trick benutzen, um dem Anderen den Wind aus den Segeln zu nehmen.

Eruieren Sie die Bedeutung Ihres Verhaltens für den Anderen

Oft beschränkt sich der Feedback-Geber auf die bloße Beschreibung einer Verhaltensweise, die ihn stört (oder die ihm angenehm ist). Klären Sie in solchen Fällen, welche Bedeutung Ihr Verhalten für den Anderen hat. Auf diese Weise können Sie den Gehalt und das Gewicht seiner Ausführungen besser einschätzen. Versuchen Sie ihn zu veranlassen, der Verhaltensbeschreibung eine Ich-Botschaft hinzuzufügen, indem Sie zum Beispiel fragen: «Wie wirkt das auf dich?» oder: «Welche Konsequenzen ziehst du daraus?» Häufig hilft auch eine Paraphrasierung: «Wenn ich richtig verstehe, findest du unangenehm, dass ich ...»

Akzeptanz bedeutet keineswegs Einverständnis

Im Feedback spiegelt sich das Erleben des Anderen. Er sieht die Angelegenheit, wie er sie sieht, und es geht nicht an, ihm eine andere Meinung aufzudrängen oder abzuzwingen. Deshalb ist es wichtig, die Sichtweise des Anderen zu akzeptieren. Trotzdem aber kann man den eigenen Standpunkt äußern und auch vertreten: «Ich kann nachvollziehen, dass du dich ärgerst, aber für mich bedeutet das ...»

Bringen Sie zum Ausdruck, was die Rückmeldung bei Ihnen bewirkt

Für den Feedback-Geber ist es wichtig zu erfahren, wie seine Bemerkungen auf Sie wirken, wie sie bei Ihnen ankommen. Feedback kann vieles auslösen: man erschrickt, man ist betroffen, man freut sich, man findet es unangenehm usw. Möglicherweise fühlen Sie sich durch die Rückmeldung auch verletzt. Gehen Sie jedoch davon aus, dass dies nicht in der Absicht des Feedback-Gebers liegt. Vielleicht musste er sein Herz in beide Hände nehmen, um Ihnen Rückmeldung zu geben und hat sich deswegen ungeschickt ausgedrückt. Falls Sie sich dennoch verletzt fühlen, können Sie das durchaus ansprechen. Spielen Sie dabei aber nicht die «beleidigte Leberwurst».

Bestimmen Sie selbst, ob Sie eine Verhaltensänderung vornehmen möchten

Im Fall einer negativen Rückmeldung möchte der Andere eine Verhaltensänderung bei Ihnen bewirken. Doch es liegt an Ihnen, ob Sie seinen Wünschen nachkommen. Wenn Sie keine Möglichkeit dazu sehen oder keine Relevanz im Feedback erkennen können, sollten Sie dies dem Anderen jedoch mitteilen und wenn möglich begründen. Denn wenn Sie sich die Rückmeldung zwar anhören, aber ohne Begründung keine Konsequenzen daraus ziehen, erwecken Sie wahrscheinlich den Eindruck, dass Sie ihn als Person missachten.

Wenn Sie diese Regeln aufmerksam durchgelesen haben, ist Ihnen sicher aufgefallen, dass auch hier die in den vorherigen Kapiteln angesprochenen Techniken erneut aktiviert wurden. Der Umgang mit Feedback ist ebenfalls eine Fertigkeit höherer Ordnung.

Diskussionsfragen

1. Sammeln Sie Beispiele für Situationen, in denen Sie Feedback gegeben haben, und gehen Sie zusammen mit zwei oder drei Kollegen der Frage nach, welche der angesprochenen Regeln Sie beachtet haben und welche nicht. Wie erklären Sie sich, was in diesen Situationen in kommunikativer Hinsicht geschah?
2. Wovon hängt es ab, ob Sie Feedback geben oder nicht? Besprechen Sie diese Frage anhand von Beispielen mit Kollegen.
3. Wie geben Sie Feedback? Versuchen Sie, sich in dieser Hinsicht zu charakterisieren und vergleichen Sie Ihre Selbsteinschätzung mit einer Fremdeinschätzung durch Kollegen oder Freunde.
4. Wie empfinden Sie es, selbst Feedback zu bekommen? Versuchen Sie, sich in dieser Hinsicht zu charakterisieren und vergleichen Sie Ihre Selbsteinschätzung mit einer Fremdeinschätzung durch Kollegen oder Freunde.
5. Wo liegen Ihrer Meinung nach die Ursachen dafür, dass häufig lange oder sogar zu lange gewartet wird, bevor es zu Rückmeldungen kommt?

Übung

Bilden Sie Dreiergruppen.

Jeder Teilnehmer schätzt die zwei anderen Kollegen daraufhin ein, wie sie sich bei Gruppenarbeiten einbringen und wie aktiv sie mitwirken. Danach tut er das Gleiche bei sich selbst.

Als nächster Schritt unterhalten sich jeweils zwei Gruppenmitglieder über ihre Einschätzungen und geben sich gegenseitig Feedback. Dabei sind die Regeln für das Geben und Empfangen von Rückmeldung zu beachten.

Die dritte Person beobachtet das Gespräch, wobei eine Dauer von zehn Minuten nicht überschritten werden sollte. Danach werden die Rollen gewechselt.

Die Auswertung besteht darin, der Frage nachzugehen, welche Regeln jeweils wertvoll und brauchbar waren und welche nicht.

Beobachtungsliste für das Geben von Feedback

	Der Feedback-Geber / das Feedback:	Ja	Nein
1.	ist kurz	☐	☐
2.	ist vollständig	☐	☐
3.	findet regelmäßig statt	☐	☐
4.	beschreibt konkretes Verhalten	☐	☐
5.	beschreibt Gefühle	☐	☐
6.	wartet nicht zu lange	☐	☐
7.	gibt nicht nur negative Rückmeldung	☐	☐
8.	macht Verbesserungsvorschläge	☐	☐
9.	bleibt einladend	☐	☐
10.	gibt umsetzbares Feedback	☐	☐
11.	dosiert das Feedback	☐	☐
12.	erfragt Reaktionen	☐	☐
13.	achtet auf das nonverbale Verhalten	☐	☐
14.	beachtet die Empfindsamkeit des Anderen	☐	☐

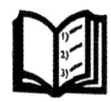

Aufgaben
1. Beschreiben Sie einige Situationen, in der Sie das Geben und/oder das Empfangen von Feedback beobachtet haben. Welche Regeln wurden eingehalten und welche nicht?
2. Setzen Sie in einer Situation, in der Sie selbst Feedback geben, die Regeln bewusst ein. Schreiben Sie darüber einen kurzen Bericht und formulieren Sie, was genau Sie verbessern möchten und wie.
Tun Sie das Gleiche für eine Situation, in der Sie Feedback bekommen.

Kapitel 10.
Assertives Reagieren

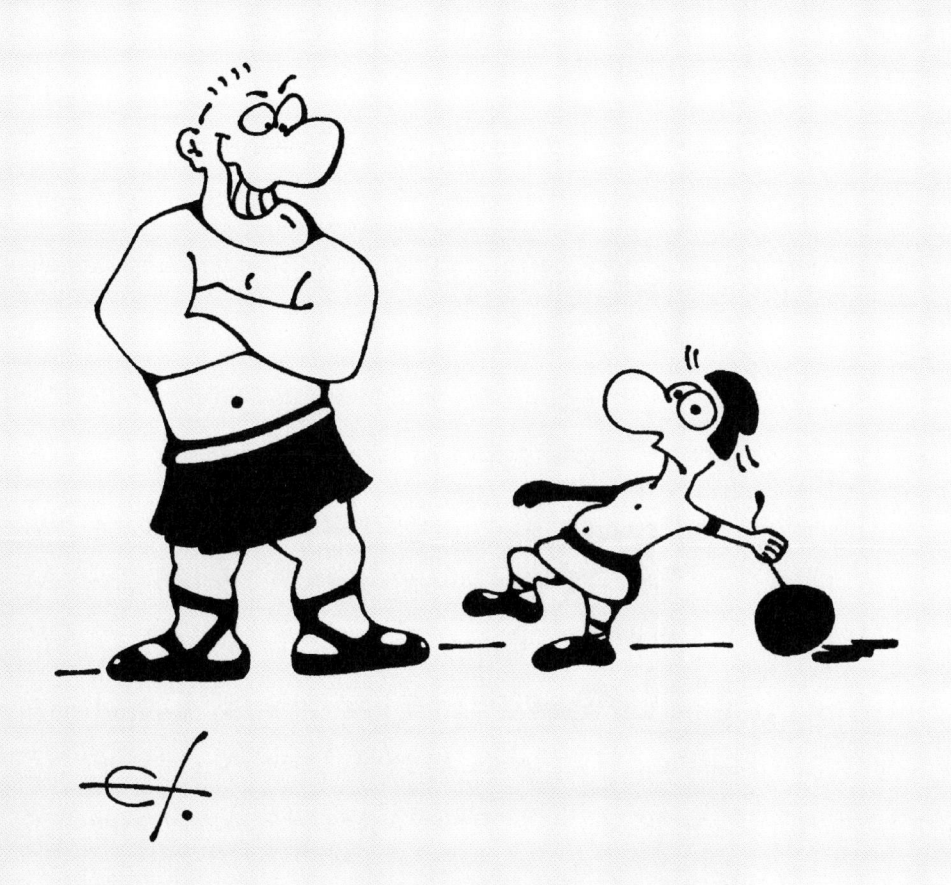

Fallbeispiel

Der Dozent sagt zu einem Studenten:

«Ich finde, dass du in der Gruppe zu wenig sagst und dass du dich zu wenig profilierst. In einer Ausbildung wie dieser erwarten wir aber, dass man sich einbringt. Ich bin der Meinung, dass du dein Verhalten ändern solltest. Wenn ich innerhalb von zwei Monaten keine Verbesserungen feststellen kann, werde ich in der Dozentenkonferenz sagen, dass ich dich als nicht geeignet für diese Ausbildung einstufe.»

Student 1 sagt:

«Ich werde daran arbeiten.»

Denkt:

«Wie schrecklich, dass er das sagt, ich bin wirklich ein Versager!»

oder:

«Was werden die anderen von mir halten, wenn sie das hören; die werden wahrscheinlich auch schon länger denken, dass ich ungeeignet bin.»

oder:

«Ich bin ganz und gar nicht mit ihm einverstanden, aber wenn ich etwas sage, wird er am Ende noch böse auf mich!»

oder:

«Ich verstehe nicht, was er meint, aber ich traue mich nicht zu fragen.»

Student 2 sagt:

«Wie wollen Sie das beurteilen können? Ich habe bei Ihnen nur eine Stunde pro Woche. Sie urteilen sehr voreilig.»

Der Dozent erwidert darauf:

«Es schadet sicherlich nicht, wenn du dir durch den Kopf gehen lässt, was ich gesagt habe. Wenn du dein Verhalten nicht änderst, schaffst du die Ausbildung nicht.»

Student:

«Das werden wir schon noch sehen!»

Student 3 sagt:

«Ich kann nicht ganz nachvollziehen, was Sie gerade gesagt haben. Vielleicht sage ich tatsächlich in der Gruppe nicht so viel, aber ich fühle mich auch nicht besonders wohl darin. In anderen Situationen bin ich durchaus aktiv und bringe mich ein. Außerdem finde ich es nicht korrekt, dass Sie diese Maßnahmen so schnell ergreifen möchten. Bis jetzt haben Sie so etwas noch nie zu mir gesagt.»

Der Dozent erwidert:

«Oh, habe ich das noch nicht erwähnt? Dann war ich vielleicht wirklich etwas voreilig. Ich schlage vor, dass wir uns mal darüber unterhalten, warum du dich in der Gruppe nicht wohl fühlst.»

Assertiv reagieren heißt, den Kopf hoch zu tragen und sich selbstbewusst zu verhalten. Assertiv sein bedeutet, eine Reaktion zu wählen, die einem selbst entspricht, und freimütig die eigene Auffassung zu vertreten und seine Gefühle zu äußern. Grundlage dafür ist die Bereitschaft, für das eigene Handeln die Verantwortung zu übernehmen und dazu zu stehen. Man bestimmt selbst, ob das, was man tut, «gut» oder «schlecht» ist, und lässt sich dabei nicht von dem beeinflussen, was andere denken (oder von dem, was man denkt, dass andere es denken). Wer assertiv reagiert, verhält sich unabhängig, authentisch und selbständig. Der Andere wird zwar ins eigene Denken und Handeln einbezogen, aber was man wirklich tut, wählt man selbst.

Im letzten Kapitel dieses ersten Teils erörtern wir die Assertivität. Es handelt sich dabei um eine zwar komplexe, aber sehr wichtige Fertigkeit, denn sie hilft uns, in Gruppen unseren Platz zu finden und uns so zu geben, wie wir sind.

10.1 Bedeutung

Viele Menschen verhalten sich so, wie andere das (ihrer Meinung nach) von ihnen erwarten. Sie wollen keinesfalls in unerfreuliche Konfrontationen mit anderen geraten und setzen deswegen in übertriebenem Maß auf Sicherheit. Solche Menschen lassen sich in ihrem Verhalten von anderen bestimmen. «Es ist zu gefährlich, authentisch zu sein!», sagen sie oft zu sich selbst.

Ob ein mehr oder weniger assertives Verhalten gewählt wird, hängt wesentlich vom «Selbstbild» des Betreffenden ab. Ein Teil dieses Selbstbildes besteht daraus, wie man sich selbst beurteilt und was man von sich hält, und bei vielen von uns ist es eher mit Negativem befrachtet. Einige dieser Auffassungen über uns selbst haben wir von anderen übernommen, zum Beispiel im Lauf der Erziehung oder während des schulischen Werdegangs. In diesem Fall sprechen wir von Etikettierungen: andere schrieben oder schreiben uns bestimmte Eigenschaften oder Wesenszüge zu, die wir dann in unser Selbstbild übernehmen. Etikettierungen kommen in Bemerkungen zum Ausdruck wie: «Du kannst das nicht!» oder: «Wenn du das nicht tust, bist du nicht lieb und ich mag dich nicht mehr.» Solche und ähnliche Botschaften werden (verbal und nonverbal) besonders häufig auf Kinder abgefeuert – aber auch auf Erwachsene.

Andere Auffassungen über uns selbst sind das Resultat einer Wahl, die wir selbst getroffen haben, um unangenehme und schwierige Situationen zu umgehen. Man redet sich selbst etwas ein. Beispielsweise sagt man sich: «Ich bin zu alt dafür» oder: «Das begreife ich nie!» Man redet sich ein, dass man «halt leider» so ist und bleiben wird. Aber damit hört man auch auf zu wachsen!

Ist es nicht auch feige, es den anderen zu überlassen, wie man sich zu verhalten hat? Ihnen sozusagen die Verantwortung dafür zuzuschieben? Zwar hat man dann eine bequeme Entschuldigung dafür, etwas nicht zu tun – aber die anderen werden das sicherlich auch ausnutzen!

Assertiv sein heißt in erster Linie, sich selbst zu fragen: «Warum sollte ich das nicht können?» oder: «Warum soll ich mich verstecken?» und diesen Fragen ernsthaft nachzugehen. Mag sein, dass die anderen nicht immer mit den Resultaten solcher Überlegungen einverstanden sind, aber die Welt geht nicht unter, wenn man von einigen mal nicht so gemocht wird.

Anhand des Eingangsbeispiels lassen sich einige weitere Begriffsklärungen in Bezug auf Assertivität vornehmen:

Student 1 entwickelt irrationale Gedanken. Er steht nicht für sich gerade, weil sich ihm erschreckende Bilder aufdrängen. Wie eine Schildkröte zieht er sich in den Panzer zurück. Verhaltensweisen dieser Art nennen wir *subassertiv*.

Student 2 fühlt sich ungerecht behandelt und schlägt zurück. Verhaltensweisen dieser Art nennen wir *aggressiv*.

Student 3 findet einen Mittelweg. Er sagt seine Meinung und bleibt dabei ruhig und auf der Sachebene. Verhaltensweisen dieser Art nennen wir *assertiv*.

Diese drei Formen des Verhaltens können auch folgendermaßen beschrieben werden:

Beim *subassertiven Verhalten* werden die Rechte des Anderen akzeptiert, die eigenen jedoch negiert. Man bleibt passiv.

Beim a*ggressiven Verhalten* bezeugt man den eigenen Wünschen und Bedürfnissen außerordentlich viel Respekt. Die des Anderen jedoch werden kaum oder gar nicht berücksichtigt.

Beim *assertiven Verhalten* bezeugt man zwar den eigenen Rechten und Bedürfnissen Respekt, doch denen des Anderen ebenfalls. Das muss jedoch keineswegs bedeuten, dass man dessen Auffassung teilt oder in anderer Weise mit ihm übereinstimmt.

Assertivität bedeutet auch nicht, jedesmal stur an seinen Rechten und Bedürfnissen festzuhalten, wie sie sich in der subjektiven Wirklichkeit darstellen. Man verhält sich auch assertiv, wenn man sich in einer bestimmen Situation dafür entscheidet, nichts zu sagen, und beispielsweise von folgender Überlegung ausgeht: «Es passt mir zwar nicht so recht, was hier geschieht, aber ich habe jetzt keine Lust, darüber zu diskutieren!» Wichtig ist allein, dass die Entscheidung authentisch ist und «in Freiheit» getroffen wird.

Außer den erwähnten Verhaltensweisen existiert noch das *indirekt subassertive* und das *indirekt aggressive* Verhalten. Beide sind gekennzeichnet durch einen Mangel an Respekt für die Rechte und Wünsche des Anderen, und es wird versucht, den eigenen Wünschen und Bedürfnissen eher indirekt und manipulierend Geltung zu verschaffen.

10.2 Situationsbedingte Hemmnisse für assertives Reagieren

Es folgen einige Beispiele für Situationen, in denen es zwar wichtig wäre, sich assertiv zu verhalten, dies jedoch nur selten geschieht:

Sich verantworten müssen

Manchmal muss man sich für ein bestimmtes Verhalten verantworten. Zum Beispiel hat man eine schriftliche Arbeit nicht abgegeben, weil sie noch nicht fertig war. Auf die Frage des Dozenten: «Wo ist deine Arbeit?» antwortet man: «Ich habe sie zu Hause liegen lassen und bringe sie nächstes Mal mit.»
Das ist ein typisches Beispiel für subassertives Verhalten. Man traut sich nicht, die Wahrheit zu sagen.
Betrachten Sie auch das Eingangsbeispiel aus Kapitel 9 nochmals, in dem es darum ging, dass jemand ständig zu spät kommt und damit konfrontiert wird. In diesem Fall könnte der «Übeltäter» auch sagen: «Muss ich mich hier vor euch verantworten?» Das wäre eine eher aggressive Reaktion.

Die eigene Meinung vertreten

Nehmen Sie an, in einer Gruppendiskussion meinen die meisten Anwesenden, dass es nicht mehr zeitgemäß sei, in die Kirche zu gehen. Sie selbst besuchen den Gottesdienst aber jede Woche. Dann kommt der Moment, in dem Sie gefragt werden, wie Sie zum Kirchenbesuch stehen. Sie sagen jedoch nicht, wie es tatsächlich ist, sondern winden sich heraus: «Ja, das kann man so oder so sehen, wenn ihr meint ...» Möglicherweise verteidigen Sie sich auch, als ob Sie etwas Ungehöriges tun würden.

Gefühle äußern

Häufig lässt man zu, dass sich Gefühle in einem anstauen. Dies gilt nicht nur für Emotionen in Bezug auf unangenehme Ereignisse, sondern auch für solche, die mit angenehmen Situationen verbunden sind. Was kann schon passieren, wenn Sie Ihre Gefühle äußern?

Nein sagen

Warum ist es so schwer, klar und unverblümt nein zu sagen, wenn jemand etwas von Ihnen fordert, das Sie nicht tun möchten?

Sich an andere wenden

Viele Menschen scheuen sich, Hilfe in Anspruch zu nehmen. Sie selbst sind jedoch gerne bereit zu helfen. Warum soll das für die anderen nicht gelten? Natürlich muss man auch mit einer Ablehnung rechnen, wenn man andere um etwas bittet. Aber ist das wirklich so gravierend?

Entscheidungen treffen

Es gibt Situationen, in denen man sich entscheiden sollte, genau das jedoch am liebsten nicht tun würde. Angenommen, Sie wohnen seit einiger Zeit (endlich!) in einer WG, und Ihre Eltern möchten, dass Sie jedes Wochenende zu Hause verbringen. Das sagt Ihnen aber gar nicht zu. In solchen Situationen sollte man sich dafür entscheiden, ehrlich über die Sachlage zu sprechen. Außerdem könnten Sie noch vorschlagen, jedes dritte Wochenende zu kommen.

Reklamieren

Wir alle kaufen manchmal «die Katze im Sack» und bereuen es später. Die Schuhe sind dann doch etwas zu klein, das T-Shirt hat einen kleinen Produktionsfehler am Kragen, die CD weist einen Kratzer auf usw. In solchen Fällen spricht eigentlich nichts dagegen, zurück in den Laden zu gehen, um den betreffenden Gegenstand umzutauschen. Wie aber sieht es in der Realität aus? Viele Menschen behalten den «Schund» und ziehen es vor, sich darüber zu ärgern.

Verhandeln

Der Verkäufer eines Gebrauchtwagens möchte den höchstmöglichen Preis erzielen, der Käufer verständlicherweise das Gegenteil. In solchen Fällen verhält man sich assertiv, wenn man verhandelt.

Bestimmt befand sich jeder von Ihnen schon einmal in der einen oder anderen der erwähnten Situationen. Assertive Reaktionen besitzen keine eingebaute Erfolgsgarantie, aber man kann den Kopf dabei hoch tragen und der Selbstwert bleibt erhalten. Leider jedoch kommen subassertives und aggressives Verhalten weitaus häufiger vor.

10.3 Ursachen für nicht-assertives Verhalten

Es wurde bereits erwähnt, dass irrationale Gedanken eine wesentliche Rolle dabei spielen. Einige Beispiele dafür:

- Alle sollen mich mögen!
- Ich muss versuchen, es allen recht zu machen!
- Ich muss dankbar sein für das, was andere für mich tun, obwohl ich das anders sehe.
- Wenn man sich gegen die Eltern stellt, wird man bestraft!
- Ich darf keine Fehler machen, sonst bin ich ein Idiot!
- Ich kann mich ja doch nicht ändern.

Der Trugschluss bei solchen Gedanken besteht darin, dass man eine bestimmte Situation als schlimm, negativ, unangenehm usw. empfindet, obwohl sie noch gar nicht eingetreten ist. Das ist es, was uns im Wege steht! Ursachen dafür sind unter anderem:

Übergeneralisierung

Bemerkungen, die sich auf das Verhalten beziehen, werden oft als Zuschreibungen von weitgefassten Charaktereigenschaften verstanden. Jemand sagt beispielsweise: «Das hast du nicht richtig gemacht.» Häufig wird daraus jedoch: «Du taugst nichts!»

Außerdem kommt es oft vor, dass aus einzelnen unzusammenhängenden Erfahrungen (oder gar nur aus einer einzigen) verallgemeinernde Schlussfolgerungen über die eigenen Qualitäten gezogen werden: «In Mathematik werde ich nie durchblicken!»

Übertreiben

Wenn wir etwas nicht gerade als angenehm empfanden, war es deswegen noch lange nicht katastrophal. Durch Übertreibungen redet man sich gewissermaßen in ein tiefes Loch hinein, und im Umgang mit anderen stutzt man sich selbst die Flügel.

Grundlos Schlussfolgerungen ziehen

Um die vermeintliche Katastrophe tatsächlich zu einer solchen zu machen und die irrationalen Gedanken zu bestätigen, wird manchmal geradezu krampfhaft nach Beweisen gesucht – und das mit Erfolg! Die Ursache dafür liegt darin, dass unsere Gedanken unsere Wahrnehmung und die Interpretation der Wahrnehmungsinhalte steuern. Wenn man in einer Gruppendiskussion unterbrochen wird, kommt man möglicherweise zu der (irrationalen) Schlussfolgerung, etwas Dummes gesagt zu haben. Es sind aber noch viele andere Gründe für die Unterbrechung denkbar.

Sich selbst herabsetzen

Irrationale, übertriebene Erwartungen an sich selbst führen leicht zu Enttäuschungen. Wir alle machen Fehler, und wir können es den anderen nicht immer recht machen. Das bedeutet aber nicht, dass man deshalb weniger wert ist.

10.4 Merkmale assertiven Verhaltens

Die Merkmale assertiven Verhaltens können sowohl positiv als auch negativ formuliert werden. Negativ betrachtet könnte man sagen, dass man das eigene Verhalten nicht von irrationalen Gedanken (und den damit verbundenen Trugschlüssen) bestimmen lassen sollte. Betrachten Sie Ihre Situation genauer und ehrlich und suchen Sie das Motiv Ihrer Reaktion. Gehen Sie dabei der Frage nach, ob Ihr Verhalten auf rationalen oder irrationalen Gedanken beruht und ob Sie die möglichen Konsequenzen des Verhaltens auch wirklich realistisch einschätzen.

Positiv formuliert heißt assertiv reagieren, aufgrund einer korrekten Situationseinschätzung authentisch und überlegt zu handeln.

Diskussionsfragen
1. Worin liegen Ihrer Meinung nach die wichtigsten Ursachen für aggressives oder subassertives Verhalten?
2. In welchen Situationen verhalten Sie sich assertiv und in welchen nicht? Wie erklären Sie sich das?

Übung
Bilden Sie Vierergruppen.
Jeder ruft sich eine möglichst aktuelle Situation ins Gedächtnis, in der es schwierig war, assertiv zu reagieren, und stellt sie den anderen vor.
Wählen Sie gemeinsam eine Situation aus und besprechen Sie diese detailliert in der Gruppe. Suchen Sie nach Handlungsalternativen (wie hätte es besser funktionieren können?) und diskutieren Sie darüber.
Derjenige, von dem das Problem stammt, wählt die Alternative, die ihm am besten gefällt. Diese wird im Rollenspiel nachgespielt.

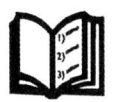

Aufgaben
1. Rufen Sie sich eine Situation ins Gedächtnis, in der Sie assertiv reagierten und eine andere, in der das nicht der Fall war.
   Beschreiben Sie beide Situationen unter folgenden Schwerpunkten:
   – Was ist geschehen?
   – Wie haben Sie genau reagiert?

– Wie hat der Andere reagiert?

– Wie hat sich die Situation weiterentwickelt?

2. Gehen Sie der Frage nach, warum Sie in der einen Situation assertiv reagieren konnten und in der anderen nicht.
Welche alternativen Reaktionen wären in zweiten Situation besser gewesen?

Teil 2.
Die Exploration von Problemsituationen

Einleitung

Immer wenn wir jemanden beraten oder ihn dabei unterstützen wollen, eine Lösung für seine Schwierigkeiten zu finden, ist es unbedingt notwendig, vorher die Problematik sorgfältig zu erfassen und genau kennenzulernen. Dieses Bemühen nennen wir Explorieren, die der eigentlichen Problemlösung vorgeschaltete Phase der Beratung heißt Explorationsphase.

Im zweiten Teil dieses Buches befassen wir uns mit der Rolle des Beraters während der Explorationsphase. Diese Phase ist strikt und bewusst von der Problemlösungsphase zu trennen, denn es sollte unbedingt vermieden werden, dass Ratsuchender und Berater zu früh nach Lösungen streben. Vorher muss vielmehr die Problemsituation genau betrachtet und analysiert werden. Geschieht dies nicht oder nur unvollständig, besteht die Gefahr, dass die Beratung ohne Erfolg abgebrochen wird, weil der Kern des Problems nicht getroffen wurde oder Lösungen angestrebt wurden, die in der konkreten Situation des Klienten (noch) nicht realisiert werden können.

Vor allem bei noch unerfahrenen Beratern ist immer wieder zu beobachten, dass sie mit großem Engagement nach Lösungen suchen, gerade dieses Vorgehen aber der genauen und sorgfältigen Exploration der Problematik im Wege steht. Denn zunächst gilt es zu eruieren:

- Was genau ist das Problem?
- Warum ist der Ratsuchende in diese Situation geraten?
- Wie kann er mit der nötigen Motivation am Problem arbeiten?

Ohne eine Klärung dieser Fragen können keine Lösungsmöglichkeiten erarbeitet werden. Allerdings verlangt dies vom Berater Disziplin und gesprächstechnische Kompetenz.

Neben den erwähnten drei Punkten sind auch die folgenden beiden Maßnahmen von ausschlaggebender Bedeutung:

- Die Erfassung der Defizite des Klienten
- Die präzise Formulierung von Zielsetzungen, zielführenden Maßnahmen und des Gesamtablaufs des Problemlösungsprozesses.

In diesem Teil des Buches geht es um die Rekonstruktion von Problemsituationen. Damit ist gemeint, nach bestimmenden Elementen des Problems zu suchen und sich ein Bild davon zu verschaffen, wie der Klient in vergleichbaren Situationen reagiert. Auf dieser Grundlage wird es dann möglich, der Frage nachzugehen, ob das Gemeinsame dieser Situationen als Defizit im Verhaltensrepertoire des Klienten verstanden werden kann.

In Kapitel 11 werden wir uns damit befassen, die kennzeichnenden Merkmale der Problemsituation genauer zu lokalisieren und zu verstehen.

Weil der Klient in der Phase der Analyse und Diagnose häufig keine Einsicht gewinnen kann oder will, müssen manchmal auch direktive Techniken eingesetzt werden. Einige davon werden in Kapitel 12 diskutiert.

Von herausragender Bedeutung ist und bleibt die Motivation des Klienten, tatsächlich an seiner Problematik zu arbeiten. Deshalb soll in Kapitel 13 die Fertigkeit der Personalisierung genauer betrachtet werden.

Den Gesamtschwerpunkt bildet *die Exploration von Problemsituationen aus kommunikativer Sicht.* Deshalb werden Sie Problemlösungsansätze und Hilfestellungen in diesem Teil des Buches nicht antreffen.

Am Schluss jedes Kapitels finden sich Diskussionsfragen.

Kapitel 11.
Rekonstruktion der Problemsituation

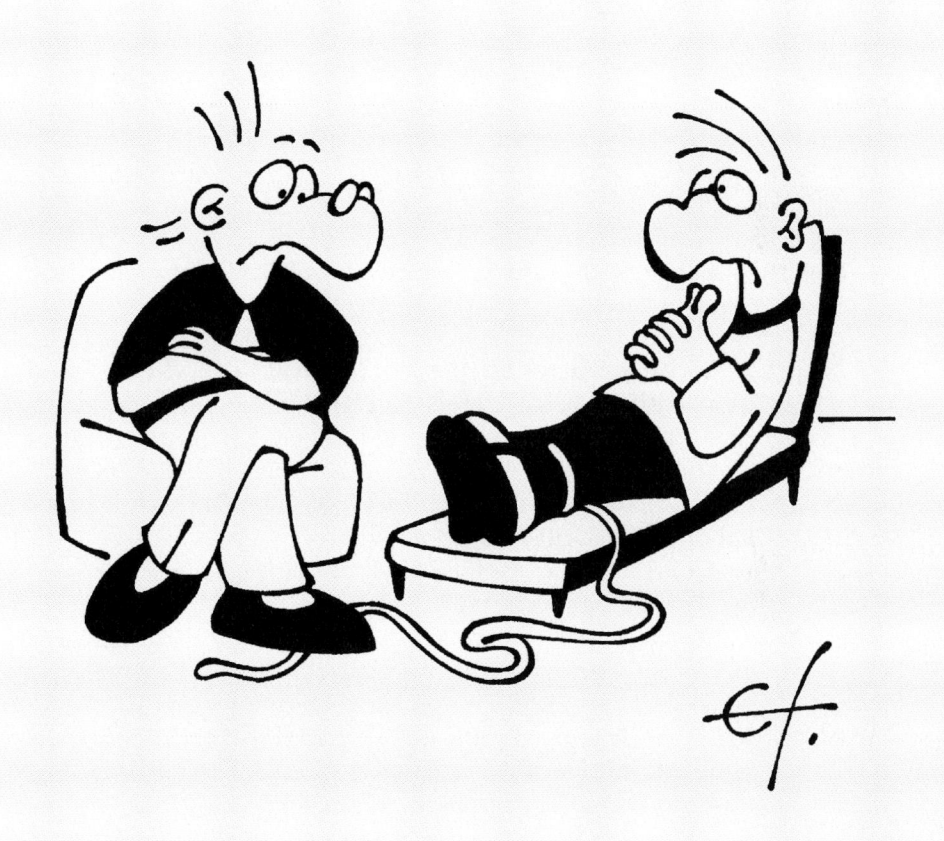

Fallbeispiel
Ein Patient geht zu seinem Hausarzt und sagt: «Ich habe in letzter Zeit öfter Kopfschmerzen.»

Der Hausarzt kann nun, weil er in letzter Zeit viele Patienten mit ähnlichen Beschwerden behandelt hat, ohne weiter nachzufragen ein Medikament verschreiben, das bei anderen Patienten gut angeschlagen hat.

Er kann den Patienten auch fragen, welche Ursachen seine Beschwerden haben könnten. Möglicherweise antwortet der Patient, er habe in letzter Zeit viel geraucht oder getrunken oder gearbeitet. Daraufhin kann der Arzt neben der Verschreibung des Medikamentes dem Patienten auch empfehlen, weniger zu trinken, zu rauchen oder zu arbeiten.

Obwohl in der zweiten Variante des Beispiels immerhin gefragt wird, basieren doch beide Vorgehensweisen des Arztes auf einer unvollständigen Analyse der Situation des Patienten.

In Wirklichkeit besteht dessen Hauptproblem nämlich darin, dass er das Genörgel seiner Frau nicht mehr erträgt und darum jeden Abend in seine Stammkneipe flüchtet. Allerdings will oder kann er nicht einsehen, dass dies nichts zur Klärung der Angelegenheit beiträgt. Gerade sein Verhalten nämlich gibt seiner Frau noch mehr Anlass zum Ärger, und sie wird vermutlich verstärkt weiternörgeln.

Der Arzt glaubte zwar, eine Lösung für das Problem des Klienten gefunden zu haben, doch versäumte er, den Kern der Problematik aufzudecken. Höchstwahrscheinlich wird sowohl das Medikament als auch seine Empfehlung kaum Wirkung zeigen.

Es handelt sich hier um ein typisches Beispiel für die bloße Behandlung von Symptomen und nicht um eines für die Lösung von Problemen. Leider treten solche Verhaltensweisen im Bereich der Hilfeleistung und Beratung häufig auf.

In solchen Fällen kann sich der Berater oder Helfer nicht auf das Argument beschränken, dass der Klient eben sagen solle, was sein Problem sei. Denn oft wissen es die Klienten selbst nicht genau, oder es fällt ihnen schwer, sich klar auszudrücken, oder es ist ihnen peinlich, darüber zu reden. Nicht selten wird ein Problem auch über ein Symptom verbalisiert, das dem Klienten starke Beschwerden bereitet – im vorliegenden Fall über Kopfschmerzen.

Es ist Aufgabe des Beraters, dem Klienten wirkliche Einsicht in seine Problematik zu verschaffen, bevor Lösungen ins Auge gefasst werden.

Der erste Schritt auf dem Weg dorthin besteht deshalb in der sorgfältigen Rekonstruktion von Situationen, in denen sich der Klient vor die betreffende Problematik gestellt sieht oder in denen er die entsprechenden Symptome zeigt.

In diesem Kapitel wollen wir uns mit der Analyse von Problemsituationen befassen und damit, wie ihre jeweiligen Hauptmerkmale und bestimmenden Elemente herausgearbeitet und deutlich gemacht werden können.

11.1 Situationsgebundenheit von Verhalten

Wichtigster Ausgangspunkt bei der Rekonstruktion von Problemsituationen ist der Umstand, dass Verhalten (auch problematisches Verhalten) an bestimmte Situationen gebunden ist und somit von wiedererkennbaren konkreten Erfahrungen und Gegebenheiten abhängt.

Probleme sind meistens auf Situationen oder Ereignisse zurückzuführen, die wegen der Art und Weise, wie sie ablaufen oder abgelaufen sind, als belastend aufgefasst oder empfunden werden. Oder es handelt sich um Situationen, die unerwünschte Konsequenzen für den Klienten besitzen.

Schwierigkeiten existieren nicht selbstständig und von selbst, sondern besitzen äußere Ursachen. Aber auch die Klienten steuern die betreffenden Situationen und die Bedeutung, die sie für sie besitzen. Das jedoch heißt, dass Klienten (fast) immer Beispiele für Situationen anführen können, in denen die zur Debatte stehenden Schwierigkeiten auftreten. Meistens verfügen sie nicht über geeignete Verhaltensalternativen oder haben zu wenig Einsicht in das Problem gewonnen, um so handeln zu können, dass die Situation befriedigend für sie verläuft. Viele Menschen sind zwar durchaus fähig, ihre Lage selbst zu analysieren und anschließend geeignete Maßnahmen zu ergreifen, doch manche besitzen diese Fähigkeit nicht oder unterliegen in ihrem Verhaltensrepertoire erheblichen Einschränkungen – weshalb sie Hilfe in der Beratung suchen und diese auch brauchen.

Im Prinzip tut der Berater nichts anderes, als die natürliche Fähigkeit des Menschen zu ergänzen und zur Entfaltung zu bringen, eine Situation ehrlich und objektiv ohne Färbung und Verzerrung zu betrachten und die Konsequenzen des eigenen Verhaltens zu überblicken. Auf diese Weise verschafft er dem Klienten neue Sichtweisen und führt ihn zu bisher unberücksichtigten Schlussfolgerungen. Allerdings werden dadurch nicht automatisch Verhaltensänderungen bewirkt, und deshalb obliegt es dem Berater zusätzlich, den Klienten bei der Umsetzung der Verhaltensänderungen zu unterstützen. Das aber ist bereits Teil der Problemlösungsphase im Beratungsprozess.

11.2 Situationsbestimmende Elemente

Wenn Probleme oder Beschwerden immer wieder aus dem Verhalten des Klienten in ähnlichen Situationen hervorgehen, erscheint es folgerichtig, dass der Berater dessen Einsicht in die betreffenden Situationen fördert und zusammen mit ihm die Ausgangslage systematisch und systemisch erforscht. Dazu ist es erforderlich, die (Problem)Situation zusammen mit dem Klienten im Hinblick auf die unten aufgeführten bestimmenden Elemente zu untersuchen. Wichtig dabei ist die Einsicht des Klienten, dass er den Verlauf eines Geschehens häufig durch seine subjektive Sicht und seine individuellen Wahrnehmungsfärbungen beeinflusst. Fakten, Interpretationen und Bewertungen müssen jedoch voneinander getrennt werden. Der Klient soll in die Lage versetzt werden, sein Reaktionsmuster als – oft unbewusste – Wahl aus mehreren Möglichkeiten zu verstehen, und erkennen, dass ihm Handlungsalternativen zur Verfügung stehen.

Um dies zu erreichen, veranlasst der Berater den Klienten, zunächst zurückzuschauen. Was hat nicht geklappt und warum nicht? Erst danach wird der Blick nach vorne gerichtet und der Frage nachgegangen, wie die Situation besser hätte bewältigt werden können.

Bei der Rückschau empfiehlt es sich, nach einem Schema zu verfahren (**Abb. 11-1**). Das erleichtert sowohl dem Klienten als auch dem Berater, Ordnung zu schaffen und zu halten. Außerdem lässt sich dadurch vermeiden, dass wichtige Gesichtspunkte vergessen werden oder unter den Tisch fallen.

Allerdings darf das Schema nicht zu starr zur Anwendung kommen. Vor allem sollte vermieden werden, daraus eine Art Fragebogen zu entwickeln und die Fragen einfach der Reihe nach abzuarbeiten.

Ausgangspunkt für das Schema sind die Schritte, die durchlaufen werden, bis es zu einem bestimmten Verhalten kommt – seien sie bewusst, unbewusst oder halbbewusst.

Sachverhalt

Jede Problemsituation beruht auf einem Sachverhalt. Es sind bestimmte Personen anwesend (oder nicht), und sie ereignet sich in einem bestimmten Kontext, zum Beispiel im privaten Bereich des Klienten oder im Rahmen seiner Berufstätigkeit.

Wenn der Klient Sachverhalte beschreibt, sollte man ihm Glauben schenken und zumindest zunächst davon ausgehen, dass er sie korrekt wiedergibt.

Allerdings gilt es, Sachverhalte von Interpretationen zu trennen.

Sagt der Klient zum Beispiel: »Er blickte aus dem Fenster«, dürfte es sich um einen Sachverhalt handeln. Sagt er hingegen: »Er blickte desinteressiert aus dem Fenster«, liegt nahe, dass eine Interpretation vorliegt.

Vorerfahrungen

Menschen reagieren nur bedingt auf die tatsächlich vorliegenden Gegebenheiten, sondern eher darauf, wie sie eine Situation einschätzen. Der tatsächliche Ablauf einer Situation wird in Abhängigkeit von den subjektiven Interpretationen wiedergegeben. Wenn wir über ein Geschehnis berichten, wählen wir bestimmte

Sachverhalt	Was ist tatsächlich geschehen?
Vorerfahrungen	Welche Vorgeschichte hat meine Reaktion?
Interpretationen	Wie färbe ich die Situation?
Bewertungen/ Erlebnisinhalte	Was halte ich davon und was bewirkt es bei mir?
Verhalten	Wie habe ich reagiert?
Auswirkungen	Wie hat sich meine Reaktion auf mich und die Situation ausgewirkt?

Abbildung 11-1: Situationsbestimmende Elemente

Worte, unsere Sprache besitzt eine bestimmte Intonation, wir zeigen nonverbales Begleitverhalten und stellen gewisse Zusammenhänge oder Verknüpfungen selbst her. In die Wahrnehmung, was der Andere sagt und wie er es sagt, fließen Schlussfolgerungen ein aufgrund dessen, was man denkt, dass er meint oder meinen könnte. Schlüsse dieser Art können richtig, aber auch falsch sein. Auch die Worte, die jemand benützt, können für den Empfänger eine andere Bedeutung besitzen als für den Sender.

Ein Beispiel:

Vor einiger Zeit vertrat ich meine Meinung in einer Gruppe. Ein Teilnehmer fragte lächelnd: «Wie begründest du das?» An sich ist diese Bemerkung neutral, doch ich kannte den Fragesteller schon länger und hatte den Eindruck gewonnen, dass er immer wieder versuchte, andere in der Diskussion aufs Glatteis zu führen. Schon einmal hatte er mich in dieser Weise gefragt, und damals hatte ich zugeben müssen, dass seine Auffassung nicht ganz unberechtigt war. Das war sehr unangenehm für mich gewesen. Nun störte mich sein Lächeln, und ich betrachtete es als Versuch, mich in Sicherheit zu wiegen, um mich desto besser auf dem falschen Fuß erwischen zu können.

Erfahrungen dieser Art verleiten dazu, die aktuelle Situation im Lichte eben dieser Erfahrungen zu interpretieren, und es fällt schwer, sich anderen Sichtweisen zu öffnen.

Erst im Nachhinein wurde mir klar, dass ich das Geschehen subjektiv gefärbt wahrgenommen hatte.

Interpretationen, Bewertungen und Erlebnisinhalte

Wenn Menschen eine (problematische) Situation erzählen, vermengen sie die tatsächlichen Gegebenheiten oft mit ihrer Interpretation der Ereignisse.

Meine Erfahrung im oben angeführten Beispiel könnte ich folgendermaßen zusammenfassen: «Er versuchte erneut, mich auf dem falschen Fuß zu erwischen!» Damit aber würde ich Fakten durch Interpretationen ersetzen, denn aus der lächelnd gestellten Frage nach der Begründung meiner Auffassung wird etwas wie: «Er will mir eine reinwürgen!»

Im Alltag wird in solchen Situationen oft mit Gedanken reagiert wie: «Dich lasse ich links liegen!» oder «Das nächste Mal kommt die Retourkutsche!» Damit aber akzeptiert man die eigene Interpretation als zutreffende Wiedergabe der Absicht des Anderen. Sogar der Gesamteindruck, den man vom Anderen gewinnt, gerät in Gefahr, vollständig mit der «eigenen Farbe» übertüncht zu werden. In diesem Fall entsteht die Tendenz, dem Anderen von nun an ständig unlautere oder böse Absichten zu unterstellen.

Es ist nicht einfach, solchen Fehlwahrnehmungen zu entgehen. Denn Erfahrungen prägen unser Denken, und angeblich lernen wir gerade aus ihnen. Es gilt jedoch, die Absichten des Anderen, seien es nun gute oder schlechte, genau zu eruieren. Gerade bei Beratungen begegnet man oft Klienten, die aufgrund ihrer Biographie leicht in Verdacht geraten, «böse Absichten» zu hegen.

Fragen wie: «Woraus leitest du das ab?» oder: «Was sagte der Andere genau?» können dabei helfen, zwischen Fakten und Interpretationen zu trennen.

Allerdings besteht auch die Möglichkeit, dass jemand ausschließlich Fakten beschreibt («Er fragte mich, worauf meine Meinung basiere.»). Das kann darauf hindeuten, dass der Erzähler sich nicht darüber im Klaren ist oder sich nicht eingesteht, wie er die Situation interpretiert und welche Bedeutung er ihr beimisst. In solchen Fällen ist eine Frage nach der Interpretation angebracht, etwa: «Was hast du in diesem Augenblick gedacht?» Die Antwort darauf bietet eine zusätzliche Erklärung (aber nicht die alleinige!), warum und wie jemand reagierte, und kann zu der Einsicht führen, dass eben nicht die bloßen Gegebenheiten handlungsleitend waren, sondern die subjektive Bedeutung der Situation.

Gerade bei der Problemanalyse können die Vorerfahrungen und die damit verknüpften Emotionen die Sichtweisen des Klienten entscheidend beeinflussen, weshalb es außerordentlich wichtig ist, zwischen Fakten und Interpretationen zu unterscheiden.

Verhalten

Auch wenn zwei Menschen eine Situation gleich interpretieren, gleich beschreiben würden und auch im Übrigen gleiche Verhaltensmuster zeigen, bedeutet das nicht, dass beide tatsächlich in gleicher Weise reagieren.

Nehmen wir an, die oben geschilderte Situation wird von beiden als Bedrohung interpretiert und beide sind verunsichert. Dennoch kann es sein, dass der eine ruhig bleibt und der andere ausrastet. Das hängt davon ab, was die Situation mit einer Person «macht», wie sie von ihr erlebt wird. Das aber wiederum wird beeinflusst von der Persönlichkeitsstruktur des Betreffenden, von Normen, denen er sich verpflichtet fühlt, von den Erwartungen, die er bezüglich der Auswirkungen seiner Reaktion hegt und von seinem Geschick, mit Situationen dieser Art umzugehen. Erst aus dem Zusammenwirken all dieser Faktoren ergibt sich dann das tatsächliche Verhalten.

Erwartete Auswirkungen der Reaktion

Sicher ist inzwischen klar geworden, dass die Auswirkungen der gewählten Reaktion ebenfalls sehr unterschiedlich sein können. Sie ergeben sich daraus, wie der Andere meine Reaktion interpretiert und bewertet, wonach sich wiederum sein Verhalten ausrichtet.

Wie ich die Auswirkungen meines Verhaltens auf den Anderen und auf die Situation einschätze und welches Verhalten ich vom Anderen mir gegenüber erwarte, hängt auch davon ab, wie sich die Situation meiner Meinung nach weiterentwickeln wird. Denn mit der Reaktion des Anderen beginnt der Zyklus wieder von vorne; es kommt zu neuen Situationen oder Erfahrungen, die von mir wieder auf eine bestimmte Art und Weise interpretiert, bewertet und erlebt werden –, und es folgt erneut eine Reaktion.

In diesem Abschnitt der Problemanalyse geht es vor allem darum, die Situation des Klienten präzise zu erfassen und zu konkretisieren. Was genau ist passiert? Wie werden die situationsbestimmenden Elemente vom Klienten gesehen?

Zu diesem Zweck sollte eine Situation herangezogen werden, die aus Sicht des Klienten exemplarisch für seine Probleme oder Beschwerden ist. Nach der Gesprächseröffnung und einer ersten Information über das Anliegen des Klienten muss der Berater nach beispielhaften Situationen fragen, in denen die Beschwerden oder Probleme auftreten. Geeignet dafür sind Fragen von der Art: «Können Sie mir eine derartige Situation beschreiben?»

Damit wird das Gespräch auf ein konkretes Niveau erhoben, und die weiteren Fragen des Beraters erfolgen dann in der Absicht, die verschiedenen Bestimmungselemente der Situation genauer zu erfassen und zu explorieren.

Im Folgenden finden Sie einige weitere Beispiele für geeignete Fragen, geordnet nach den situationsbestimmenden Elementen:

Sachverhalt

- Wer war dabei?

Vorerfahrungen

- Was ist damals genau passiert?
- Was wurde damals wortwörtlich gesagt?

Interpretationen

- Was haben Sie dabei gedacht?
- Was haben Sie in dem Moment gedacht?
- Was dachten Sie, was er meinte?

Bewertungen und Erlebnisinhalte

- Wie bewerten Sie die Situation?
- Welche Gefühle haben Sie dabei empfunden?

Verhalten

- Was haben Sie getan?
- Wie haben Sie reagiert?

Auswirkungen

- Was passierte danach?
- Wie ist es gelaufen?
- Was denken/fühlen Sie, wenn Sie zurückblicken?

11.3 Zentrale Gesichtspunkte bei der Rekonstruktion von Problemsituationen

In diesem Abschnitt betrachten wir einige Aspekte, die der Berater im Verlauf der Rekonstruktion beachten sollte.

Vollständigkeit der Information

In der Einführung zu diesem Kapitel wurde bereits dargelegt, wie wichtig es ist, zuerst systematisch zu analysieren, bevor Lösungen ins Auge gefasst werden. Es kann jedoch sehr verführerisch sein, schon während der ersten Rekonstruktion einer für die Problematik typischen Situation oder Erfahrung Schlussfolgerungen zu ziehen, oder aufgrund der Aussagen des Klienten über eines oder mehrere der situationsbestimmenden Elemente sogar eine Diagnose zu stellen.

Das mag der Fall sein, wenn ein Klient im Hinblick auf eine bestimmte Situation erwähnt, dass er sehr wütend geworden sei, und der Berater deshalb das Problem des Klienten zu verstehen meint, obwohl das in Wirklichkeit nicht der Fall ist. Die Konsequenz ist, dass der Berater nicht mehr anhand der situationsbestimmenden Elemente weiterfragt, zum Beispiel: «Was haben Sie genau getan?» oder: «Was ist danach passiert?» usw. Zwar können die Schlussfolgerungen des Beraters auf der Hand liegen, sie brauchen deswegen aber nicht zuzutreffen.

Die Deutung des Stellenwertes eines Elementes in einer bestimmten Situation ist nur dann aufschlussreich, wenn sie mit anderen Elementen in Verbindung gebracht werden kann. Deshalb muss der Berater Disziplin üben und frühzeitige Schlussfolgerungen vermeiden. Zuerst gilt es, mehrere ähnliche Situationen zu vergleichen, um mögliche Defizite auf Seiten des Klienten feststellen zu können. Erst die vollständige Information macht den Weg zur Lösung frei.

Der Klient muss sich in der Rekonstruktion wiedererkennen können

Das Ziel der Exploration von Problemsituationen besteht darin, dem Klienten Einsicht in seine Stärken und Schwächen zu verschaffen. Die Rekonstruktion von Erfahrungen bildet dabei den ersten Schritt. Es genügt jedoch keineswegs, wenn allein der Berater versteht, welche Interpretationen und/oder Gefühle den Klienten dazu veranlassten, ein bestimmtes Verhalten zu wählen. Der Klient muss sich in der Rekonstruktion wiedererkennen und diese auch in Worte fassen können. Das ist eine der Voraussetzungen, um in einer späteren Phase der Beratung erkennen zu können, im Bereich welchen Elementes oder welcher Elemente die Problematik in erster Linie oder ausschließlich angesiedelt ist. Der Berater muss demnach darauf achten, dass der Klient die Rekonstruktion wirklich verstehen und nachvollziehen kann, bzw. ob er dies auch möchte. In diesem Zusammenhang sind Zusammenfassungen äußerst hilfreich.

Das Gespräch darf nicht zur Befragung werden

Zunächst muss der Berater dem Klienten die Chance geben, seine Erfahrungen in eigenen Worten wiederzugeben. Das kann mit Hilfe von offenen Fragen oder Paraphrasierungen geschehen. Der Klient darf nicht gezwungen werden, seine Geschichte in der Reihenfolge der Fragen des Beraters zu erzählen. Zwar gibt Abbildung 11-1 ein Schema vor, das als Strukturhilfe für das Gespräch dienen kann und die Geschichte des Klienten «ordnet», doch prinzipiell überlässt der Berater dem Klienten die Führung.

Kommen allerdings Informationen über bestimmte Elemente nicht zur Sprache, obliegt es dem Berater, sich danach zu erkundigen. In solchen Fällen sind auch Fragen erlaubt, die über den Bezugsrahmen des Klienten hinausgehen, etwa die in Kapitel 5 erwähnten E-ex-Fragen.

Bei Klienten, die nicht oder nur schwer in der Lage sind, ein Gespräch zu führen, liegt die Situation jedoch anders. Dann ist der Berater gezwungen, vermehrt selbst die Initiative zu ergreifen und die Situation des Klienten systematisch zu explorieren. Das Schema in Abbildung 11-1 kann dabei behutsam als Strukturhilfe benutzt werden.

Jeder beginnt anders

Auch wenn zwei Menschen das gleiche erlebt haben, werden sie ihre Geschichte darüber wahrscheinlich trotzdem anders einleiten und erzählen. Dazu ein Beispiel:

Situation: Während des Unterrichts reden Sie mit Ihrem Nachbarn. Der Lehrer sagt: «He, ihr beiden, hört sofort auf damit!»

Interpretation: Sie denken: «Immer muss dieser Kerl auf mir rumhacken!»

Erleben: Sie werden wütend.

Verhalten: Sie stehen auf, gehen zur Tür des Unterrichtsraumes, sagen zum Lehrer: «Ich habe es satt für heute!» und gehen.

Auswirkung (auf die Situation): Später müssen Sie sich beim Lehrer melden und bekommen eine extra «Übungsarbeit».

Auswirkung (auf Sie selbst): Sie möchten nie mehr Unterricht bei diesem «Typ».

Der Verlauf des Geschehens ist offenbar eindeutig, aber wenn jemand diese Geschichte erzählt, könnte er beispielsweise so beginnen: «Heute bin ich dermaßen wütend geworden ...!»

Jemand anderes hingegen beginnt mit: «Heute bin ich aus der Klasse gelaufen ...»

Und ein Dritter: «Bei diesem Lehrer möchte ich nie mehr Unterricht haben ...!»

Jeder beginnt mit anderen Bestimmungselementen der Situation, und wenn weiter erzählt wird, kommt es auch zu unterschiedlichen Kombinationen der Elemente. Der eine sagt zum Beispiel:

«Ich habe nur kurz mit meinem Nachbarn über den Inhalt gesprochen, und schon bekam ich eine Strafarbeit aufgebrummt!»

Ein anderer beginnt mit: «Ich war so wütend, dass ich aus der Klasse gegangen bin!»

Kurz gesagt: Die Einleitung einer Situationsbeschreibung sagt meist wenig über den Gesamtablauf der Situation selbst aus.

Allerdings lassen sich aus der Einleitung oft Hinweise darauf entnehmen, was für den Klienten im Mittelpunkt der Angelegenheit steht. Im ersten Fall ist es offensichtlich die Wut über die Strafarbeit, im zweiten hingegen das Verlassen des Raumes. Beides aber sieht der Klient durch seine «Brille». Der Berater darf nicht den Fehler machen, die subjektive Interpretation des Klienten als korrekte Wiedergabe des Geschehens zu betrachten. Das soll nicht heißen, dass Klienten nicht die Wahrheit sagen, aber sie erzählen oft nur einen Teil der Wahrheit, nämlich den ihren. Und wenn dann noch starke Emotionen hinzukommen, tritt die Subjektivität des Erlebens besonders stark hervor. In solchen Fällen ist es besonders wichtig, zunächst sorgfältig zu rekonstruieren und erst später zu bewerten.

Gehen Sie nicht vom eigenen Bezugsrahmen aus

Nicht nur Klienten tragen «Brillen», auch Berater tun das.

Ein Beispiel:

Der Klient sagt: «Mein Onkel hat es mir verboten, und darum tue ich es auch nicht.»
Darauf erwidert der Berater: «Bist du noch nicht erwachsen genug, um selbst entscheiden zu können?»

Innerhalb bestimmter Familienstrukturen oder Kulturkreisen ist es jedoch sehr wichtig für den Einzelnen, die Wünsche und Anordnungen «ranghoher» Familienmitglieder zu beachten. Fordert man in solchen Fällen Klienten dazu auf, sich nicht daran zu halten, stürzt man sie möglicherweise in erhebliche Gewissenskonflikte oder bereitet ihnen zusätzliche familiäre Schwierigkeiten.

Falls der Berater den Klienten durch seine Bemerkung zu mehr Assertivität veranlassen wollte, hätte er sich erst Informationen darüber verschaffen müssen, welchem Kulturkreis der Klient entstammt.

Berater müssen genügend Professionalität entwickeln, um den eigenen Bezugsrahmen sozusagen «abschalten» zu können. Es geht nicht an, wenn sie sich davon leiten lassen, was sie selbst beispielsweise für schwierig oder moralisch fragwürdig halten. Denn sonst wird es ihnen schwer fallen, die Problematik des Klienten wirklich zu verstehen. Es kommt darauf an, dass der Klient tiefere Einsicht in seine Problematik gewinnt. Die Bewertung seines Verhaltens jedoch liegt letztlich bei ihm, und diesbezügliche Gefühle und Gedanken des Beraters spielen dabei keine Rolle. Sie sind nachgeordnet.

Diskrepanzen im Bezugsrahmen treten auch häufig auf, wenn es um Geschlechtsunterschiede, Alter, soziales Umfeld oder Lebensauffassungen geht. Ein zentrales Merkmal der Beratung besteht darin, dass das Verhalten des Klienten nicht am Maßstab des Beraters gemessen wird.

Wenden Sie die Fertigkeiten aus dem ersten Teil dieses Buches an

Beachten und benützen Sie die Inhalte des ersten Teils. Dort wurden Grundfertigkeiten wie Wahrnehmen, Interpretieren, Zuhören, Zusammenfassen, Fragen stellen und Feedback geben diskutiert. Im zweiten Teil werden sie zwar nicht mehr ausdrücklich erwähnt, sie bilden aber dennoch Schlüsselkompetenzen des Beraters.

Diskussionsfragen

1. Welches Element aus Abbildung 11-1 bevorzugen Sie, wenn Sie eine Sie betreffende problematische Situation schildern? Wie erklären Sie sich das?
2. Sprechen Sie mit Kollegen über Erfahrungen, die Sie mit Menschen gesammelt haben, wenn diese eine sie betreffende problematische Situation schilderten.
Wie wurde die Schilderung eingeleitet?
Wie wurde darauf reagiert?
3. Welches sind aus Ihrer Sicht die wichtigsten Fehlerquellen bei der Rekonstruktion von Problemsituationen? Wie wirken sich diese Fehlerquellen aus?
4. Welche Vor- und Nachteile könnte es haben, wenn Sie bei der Rekonstruktion von Problemsituationen so vorgehen, wie in diesem Kapitel vorgeschlagen?

Kapitel 12.
Lokalisieren und Verstehen von Problemfaktoren

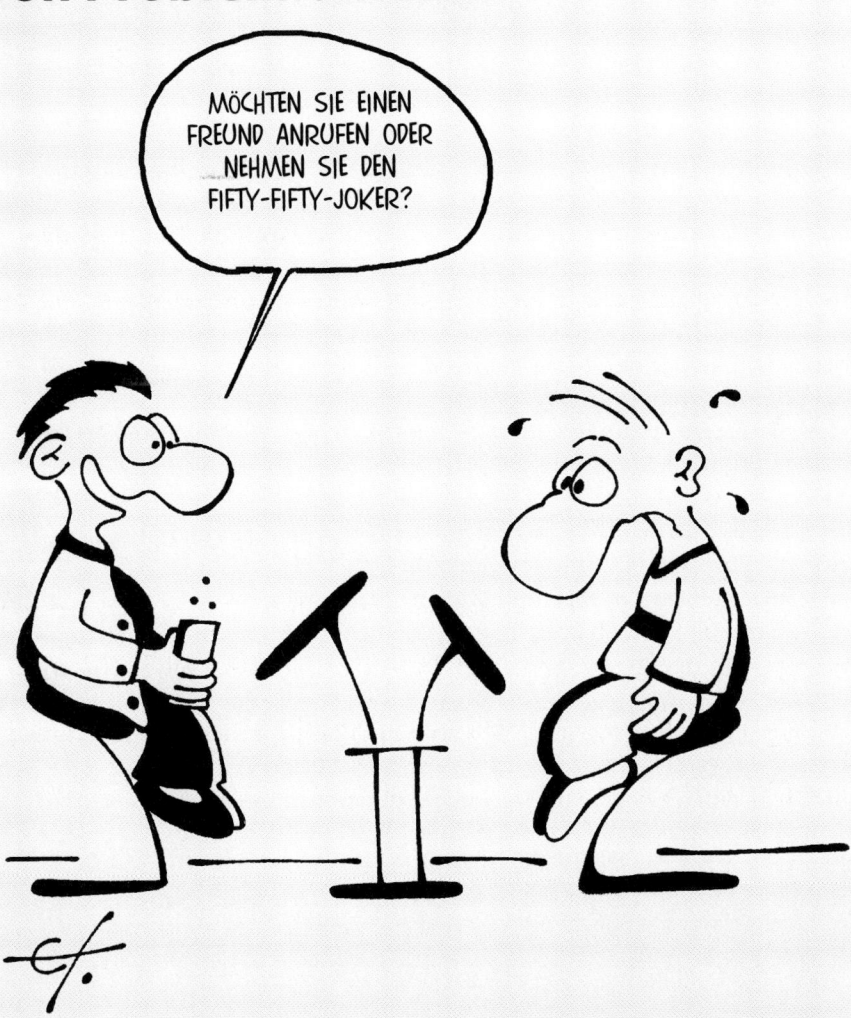

Fallbeispiel
Ein Student spricht mit seinem Tutor über eine unangenehme Situation während der Wochenevaluation in der Gruppe.

Der Tutor hat diese Erfahrung des Studenten rekonstruiert und fasst zusammen: «Also, wenn ich es richtig verstehe, hast du gesagt, dass du die Zusammenarbeit in der Gruppe anders siehst. Alle Studenten haben daraufhin gelacht. Du dachtest, dass du wieder etwas Dummes gesagt hast. Du wurdest sehr unsicher und hast den Raum verlassen. Jetzt findest du es schwierig, wieder in die Gruppe zurückzugehen, und würdest am liebsten in einer anderen Gruppe mitarbeiten. Stimmt das?»

Der Student antwortet: «Ja, das ist richtig.»

Aufgrund des Gesprächs arbeitete der Student in einer anderen Gruppe mit. Doch kurz darauf ging er mit dem gleichen Problem erneut zum Tutor. Die gewählte Maßnahme war anscheinend nicht die richtige Lösung.

Im vorigen Kapitel wurde das Schema in Abbildung 11-1 als Bezugsrahmen bei der Rekonstruktion von konkreten Erfahrungen des Klienten eingeführt.

Wie das Beispiel jedoch zeigt, genügt die Rekonstruktion einer einzigen Situation oft keineswegs, um den Ursachen des Problems auf die Spur zu kommen. Deshalb ist es sehr wichtig, mehrere Situationen zu rekonstruieren und sie miteinander zu vergleichen, um gegebenenfalls einen «roten Faden» erkennen zu können, der sich als Gemeinsamkeit durch die betreffenden Situationen zieht. Im Beispiel könnte das unter Umständen die Interpretation des Studenten sein: Er glaubte, etwas Dummes gesagt zu haben.

Gelingt es, einen «roten Faden» zu finden, versuchen Klient und Berater im nächsten Schritt, gemeinsam Klarheit darüber zu erlangen, «warum» es in diesen Situationen zu dem zur Debatte stehenden Verhalten gekommen ist. Erst wenn dieser Schritt durchlaufen wurde, kann geklärt werden, ob und in welcher Hinsicht Verhaltensänderungen notwendig sind.

Die angestrebten Lösungen für Klientenprobleme müssen sich auf den Kern der Problematik konzentrieren. Erst wenn Klient und Berater darin übereinstimmen, was man tun könnte, und wenn der Klient genügend motiviert ist, können weitere Schritte in Angriff genommen werden. Dabei handelt es sich in erster Linie um die Erarbeitung einer Abfolge von Maßnahmen, mit deren Hilfe der Klient schrittweise in die Lage versetzt werden soll, eine Verhaltensänderung vorzunehmen, die sich in seinem Sinn auf die Situation auswirkt. Allerdings muss ein solcher Plan unbedingt an die Situation angepasst werden und die Potenziale und Einschränkungen des Klienten berücksichtigen.

In dieser Phase der Exploration werden demnach folgende Schritte durchlaufen:

1. Einleiten und Weiterführen des Gesprächs
2. Ermunterung des Klienten, seine Problematik zu beschreiben
3. Rekonstruktion einer oder mehrerer exemplarischer Situationen
4. Lokalisation des «roten Fadens» in Form von Gemeinsamkeiten
5. Verständnis dafür gewinnen, warum der «rote Faden» eine zentrale Rolle spielt
6. Feststellen, ob Einsicht in die Problematik eine Verhaltensänderung bewirken kann (Abschluss der explorativen Phase).

In den folgenden Kapiteln werden diese Schritte der Reihe nach näher besprochen.

Es ist sehr wichtig, dass erst im sechsten Schritt bestimmt wird, ob ein Klient zur Verhaltensänderung angeregt werden soll, und wenn ja, in welcher Richtung. Das aber wird in der Praxis nicht immer leicht sein. Deshalb muss der Berater auch über spezifische Fertigkeiten verfügen, den Klienten zur Einsicht zu führen oder seinen Widerstand zu reduzieren.

12.1 Einleitung des Gesprächs

Wie ist der Kontakt entstanden?

Es ist wichtig zu wissen, wie der Kontakt zum Berater entstanden ist. Hat der Klient selbst die Initiative ergriffen, wurde ihm der Berater empfohlen oder ist er verpflichtet, einen Berater aufzusuchen?

Kennen sich Klient und Berater?

Sind Klient und Berater miteinander bekannt oder ist dies die erste Begegnung?

Der Beginn der Beratung hängt von der Ausgangslage ab, aber auch von den Zielsetzungen und vom Beratungsverständnis der Organisation, der der Berater möglicherweise angehört.

Formen der Gesprächseröffnung

In Abhängigkeit von seiner Einschätzung der Ausgangslage plant der Berater sein Vorgehen. Er kann zum Beispiel:

- Eine neutrale Bemerkung machen («Möchten Sie etwas trinken?»; «War es einfach, herzufinden?»)
- Mit einer offenen nicht-direktiven Frage beginnen («Welche Fragen haben Sie?»; «Was kann ich für Sie tun?»)
- Mit einer spezifischen Frage beginnen («Sie haben mich wegen Ihrer Tochter angerufen, erzählen Sie mir doch etwas über sie.»)
- Den Klienten begrüßen und dann warten, bis dieser von sich aus das Gespräch eröffnet.

Es ergibt sich von selbst, dass aktives Zuhören (siehe auch Teil 1, Kapitel 3) in diesem Abschnitt der Beratung einen zentralen Stellenwert besitzt. Der Klient muss von Anfang an das Interesse und das persönliche Engagement des Beraters spüren. Nur dann wird er weitererzählen und motiviert bleiben. Berater dürfen den ersten Eindruck des Klienten nicht unterschätzen. Viele scheinbare Nebensächlichkeiten, die sich aber maßgeblich auswirken können, finden oft kaum oder gar keine Beachtung. Dazu gehören beispielsweise das nonverbale Verhalten des Beraters während der Begrüßung, das Anbieten eines Getränkes, das Abnehmen der Garderobe oder die Position des Stuhles, auf dem der Ratsuchende Platz nehmen soll.

Am Beginn einer Beratung «begegnen» sich Klient und Berater im Wortsinn. Sie müssen sich erst einmal gegenseitig «beschnuppern». Der eine sollte sich Zeit dafür nehmen, dem anderen sollte Zeit dafür gegeben werden.

Nehmen wir nun an, dass der Klient den Berater aus eigenem Antrieb aufsuchte. Die weiteren Ausführungen beziehen sich auf diesen Fall.

12.2 Ansprechen der Problematik

Viele Klienten beginnen das Gespräch, indem sie ein Bestimmungselement der Situation herausgreifen und darauf eingehen. Andere jedoch formulieren eine Klage allgemeiner Art, etwa: «Ich sehe keinen Ausweg mehr!», «Ich weiß nicht, was ich tun soll!», «Ich kann nicht mehr!» usw.

Auf keinen Fall darf jetzt schon in die Rekonstruktionsphase eingetreten werden! Ordnung schaffen und Konkretisieren werden erst später eine Rolle spielen. Vielmehr sollte es im Gespräch erst noch ein wenig darum gehen, was den Klienten hergeführt hat. Es empfehlen sich allgemein gehaltene offene Fragen, Gefühlsreflexionen, Paraphrasierungen und kleinere Ermutigungen: «Können Sie mir etwas mehr darüber erzählen?» oder: «Sie wollen damit zum Ausdruck bringen, dass Sie stinksauer sind?» usw.

Auf diese Weise wird der Klient eingeladen, selbst zu bestimmen, wie er an das Gespräch herangehen möchte. Der Berater überlässt ihm zunächst die Führung und regt ihn an, weiter zu erzählen.

Auch wenn ihn die Geschichte des Klienten verwirrt, sollte der Berater nicht zu früh intervenieren. Denn Klienten brauchen Zeit, und häufig fällt es ihnen schwer, ihr Problem anzusprechen oder in Worte zu fassen. Vergessen wir auch nicht, dass sie gewöhnlich unter emotionaler Belastung stehen.

Nach einiger Zeit kann der Berater einen ersten Ordnungsversuch vornehmen. Zum Beispiel sagt er: «Sie haben sehr interessant erzählt. Ich habe Sie bis jetzt so verstanden ...» Danach erfolgt eine Zusammenfassung. Im Anschluss daran bekommt der Klient Gelegenheit zu Ergänzungen oder Richtigstellungen, und der Berater nimmt erste Präzisierungen vor: «Können Sie mir darüber etwas genauer erzählen?» oder: «Was empfinden Sie denn als schwierig?» Erst danach wird nach exemplarischen Situationen gesucht: «Beschreiben Sie doch mal eine solche Situation» oder: «Wann ist das zum letzten Mal passiert, und wie ist es genau abgelaufen?»

Berater und Klient müssen sich erst aneinander gewöhnen, bevor Problemsituationen tiefer exploriert werden können.

12.3 Rekonstruktion exemplarischer Situationen

Notwendigkeit und Ziel der Rekonstruktion

Die Notwendigkeit der Rekonstruktion einer Situation ergibt sich daraus, dass zahlreiche Probleme durch Einschränkungen im Verhaltensrepertoire der Klienten verursacht werden. Viele wissen nicht, dass sie sich in bestimmten Situationen auch anders verhalten könnten. Einschränkungen dieser Art beziehen sich oft auf gewisse Bestimmungselemente der Situation, etwa auf Vorerfahrungen, Interpretationen oder Gefühle.

Das Ziel der Situationsanalyse liegt darin, das Verhaltensrepertoire des Klienten zu erfassen – und besonders natürlich seine Defizite in dieser Hinsicht. Die Suche nach exemplarischen Situationen erfolgt, weil gleiche Verhaltensmuster häufig in unterschiedlichen Situationen zum Konflikt führen.

Die Exploration zielt nicht auf die Struktur der Begebenheit ab, sondern auf das Verhalten des Klienten in den betreffenden Situationen. Letztlich soll folgende Frage beantwortet werden können: Was muss der Klient lernen, damit er sich in problematischen Situationen zufriedenstellend verhalten kann?

Erzeugen von Ich-Beteiligung beim Klienten

Bei der Beschreibung von Situationen neigen Klienten oft dazu, sich in der Rolle des Zuschauers oder des Opfers zu sehen. In solchen Fällen obliegt es dem Berater, den Klienten mit Hilfe von Paraphrasierungen und/oder Neuformulierungen dazu zu veranlassen, sich als aktiven Bestandteil der Situation zu betrachten.

Ein Beispiel:

Der Klient sagt: «Wenn du das behauptest, greifen sie dich an!»
Der Berater formuliert um: «Sie haben Angst, angegriffen zu werden.»

Diese Technik trägt die Bezeichnung «Personalisieren»; in Kapitel 14 wird genauer darauf eingegangen.

Ein Klient kann keine Situation vorlegen

Einige Klienten kommen mit allgemeinen Aussagen und Beschwerden zur Beratung. Beispielsweise sagen sie: «Ich fühle mich in letzter Zeit nicht so wohl.» Fragt der Berater nach, unter welchen Umständen dies der Fall sei, erhält er Antworten wie: «Eigentlich immer» oder: «Das könnte ich Ihnen gar nicht so direkt sagen.»

Es könnte zwar durchaus sein, dass die Problematik des Klienten nicht an bestimmte Situationen gebunden ist, doch kommt dieser Fall relativ selten vor. Meistens liegt Antworten dieser Art eine Widerstandshaltung auf Seiten des Klienten zugrunde.

Manche Klienten gehen gerne zur Beratung, doch sie möchten eigentlich gar nicht über ihre Problematik reden. Das Aufsuchen des Beraters wird als Alibi benützt («Ich tue ja was!») und dient als Deckmantel, um den Status Quo zu erhalten – also so weitermachen zu können wie bisher. Es gibt viele Verzögerungstaktiken, die von Klienten eingesetzt werden. Manchmal hilft es, wenn man sie direkt auf ihren Widerstand anspricht.

Allerdings sollte nicht zu früh auf Widerstand seitens des Klienten geschlossen werden. Denn vielleicht hat der Berater dem Klienten bisher zu wenig Spielraum für die Verbalisierung seiner Gefühle und Gedanken gegeben.

Manchmal kommt ein Klient auch mit einem Problem, das noch in der Zukunft liegt. Beispielsweise sieht er sich nicht in der Lage, sich einer demnächst stattfindenden Prüfung zu stellen. In solchen Fällen empfiehlt es sich, den Klienten zur geistigen Vorwegnahme der betreffenden Situation zu veranlassen: «Was würde geschehen, wenn Sie hingehen?» Dadurch ergeben sich häufig Anhaltspunkte, die auch in aktuellen oder erst kürzlich aufgetretenen Situationen eine Rolle spielen und eventuell zur eigentlichen Problematik führen.

12.4 Lokalisierung problemverursachender Faktoren

In der explorativen Phase der Beratung suchen wir nach Defiziten im Verhaltensrepertoire des Klienten. Situationen, die ihm derzeit Schwierigkeiten bereiten oder Befürchtungen in ihm wachrufen, sollen künftig erfolgreicher für ihn verlaufen. Berater und Klient suchen gemeinsam nach dem roten Faden im Verhaltensmuster des Klienten, einem roten Faden, der gleichsam quer durch die geschilderten Situationen verläuft und das Gemeinsame im Verhalten des Klienten zum Ausdruck bringt.

Vergleichen von Situationen

Um sicher zu gehen, dass die Situation, die als erste vom Klienten angesprochen wurde, exemplarisch für seine Problematik ist, fragen wir ihn, ob er ein weiteres Beispiel dieser Art anführen kann. Eventuell fragen wir noch nach einem dritten Beispiel. Dadurch kann das Bearbeiten von Zufälligkeiten vermieden werden.

Mit großer Wahrscheinlichkeit geht der Klient auf gewisse Bestimmungselemente dieser Situationen in gleicher Weise ein, zum Beispiel durch die Wiederholung eines Satzes wie: «Ich denke, dass man sich da einfach aufregen muss!» Es ist sehr wichtig, solche Elemente wiederholt anzusprechen und dem Klienten somit Reaktionen deutlich zu machen, die typisch für sein Verhalten sind.

Nachdem verschiedene Situationen in dieser Weise betrachtet wurden, können wir den Klienten fragen, was ihm selbst beim Vergleich der betreffenden Situationen auffällt. Dabei erhoffen wir uns, dass er durch diesen Vergleich den roten Faden in seinem Verhalten erkennen kann.

Spezifizierung der typischen Situation oder Erfahrung

Häufig beschreiben Klienten Situationen und Erfahrungen, die sich allein auf ihre berufliche Tätigkeit beschränken. In solchen Fällen ist es wichtig zu erfahren, ob sich die Problematik wirklich «nur» auf den Beruf bezieht oder ob nur zufälligerweise Begebenheiten aus diesem Bereich geschildert wurden.

Geeignete Fragen sind:

«Zeigt sich das nur an Ihrem Arbeitsplatz?»

oder gezielter:

«Sie haben bis jetzt Beispiele für Situationen auf der Arbeit angeführt. Zeigt sich die Problematik auch in anderen Bereichen, zum Beispiel in Zusammenhang mit Freunden oder Familienangehörigen?»

Daraufhin kann der Klient Stellung dazu nehmen, ob die Problematik nur in bestimmten Bereichen auftritt oder sich durch mehrere hindurchzieht. Die Antwort auf die Frage nach dem Umfeld der Schwierigkeiten ist von großer Bedeutung, um ihren Umfang und ihre Reichweite einschätzen zu können.

Äußert sich der Klient in Form allgemeiner Aussagen wie: «Das ist nur auf der Arbeit so!», ist es wichtig nachzufragen, ob bestimmte Personen, etwa Vorgesetzte, einen maßgeblichen Anteil an der Problematik besitzen, oder ob es bestimmte Arbeitssituationen sind, die das Problem hervorrufen. Darauf kann der Klient beispielsweise antworten: «Nein, mit Vorgesetzten habe ich keine Schwierigkeiten, aber wenn ich in einer Gruppe reden muss.»

Häufig liegen auch Kombinationen verschiedener Gesichtspunkte vor: «Wenn ich in einer Gruppe reden muss und gleichzeitig Vorgesetzte anwesend sind.»

Durch Spezifizierung wird versucht, immer mehr und detailliertere Antworten vom Klienten zu bekommen, um den Ursprung der Problematik lokalisieren zu können.

Identifikation problemfreier Situationen

An die Spezifizierung der Situation schließt sich die Frage nach Gegebenheiten an, unter denen die Problematik nicht zum Tragen kommt.

So sagt eine Mutter zum Beispiel: «Meine Kinder lassen sich nicht mehr von mir ins Bett bringen, sie beachten mich gar nicht mehr!»

In solchen Fällen ist es günstig, nach Situationen zu fragen, in denen die Mutter bei ihren Kindern Beachtung findet, etwa: «Was machen Sie denn tagsüber mit ihren Kindern?» Auch das trägt zur Präzisierung des Bereiches bei, auf den sich die Schwierigkeiten erstrecken.

Ein Nebeneffekt dieser Art von Fragestellung besteht darin, dass die Problematik relativiert wird. Der Klient kann dadurch zu der Erkenntnis gelangen, dass nicht alles schief läuft oder gar nicht mehr funktioniert.

Vorläufige Problemdefinition

Wir nähern uns nun der Phase des Verstehens, denn wir können bereits berechtigte Annahmen darüber machen, welches Element in welcher Situation zum Problem führt.

Ein Beispiel:

«Sie finden es schwierig, Ihre Meinung in einer Gruppe zu äußern (in der sich auch Vorgesetzte befinden), und denken, dass das, was sie zu sagen haben, von den anderen als töricht betrachtet wird.»

Mit Zusammenfassungen dieser Art lokalisiert der Berater eine typische Interpretation des Klienten in einer relativ präzise umschriebenen typischen Situation und schlägt damit eine vorläufige Problemdefinition vor. Selbstverständlich kann er auch den Klienten bitten, das Problem zu definieren.

12.5 Verstehen problemverursachender Faktoren

Wir wissen jetzt, in welchem Typ von Situationen und in Bezug auf welche situationsbestimmenden Elemente ein Klient Probleme hat. Wir haben mehrere Situationen rekonstruiert, diese personen- und situationsbezogen spezifiziert und so den roten Faden im problematischen Verhalten des Klienten entdeckt. Allerdings wissen wir noch nicht oder nur ungenügend, warum der Klient die Situation gerade auf diese Art und Weise interpretiert und warum er gerade dieses Verhalten zeigt. Oft wissen wir auch noch nicht, welche Werte und Normen, welche Motive und welche Überlegungen die Wahl seines Verhaltens beeinflussen. Faktoren dieser Art können die Situation aber in einem ganz anderen Licht erscheinen lassen.

Möglicherweise verfügt der Klient nicht über geeignete Handlungsalternativen und verhält sich deswegen unangemessen. Oder er lässt sich durch irrationale Gedanken leiten wie etwa: «Es wäre katastrophal, wenn sie mich nicht mögen würden!»

Deswegen gilt es nun, in der weiteren Exploration von etwas tiefer angelegten Gesichtspunkten auszugehen, um verstehen zu können, aus welchen Gründen heraus das Verhalten des Klienten zustande kommt.

Einsatz von Warum-Fragen

Es empfiehlt sich, in Bezug auf alle wichtigen Elemente der typischen Problemsituationen konsequent eine Warum-Frage zu stellen. Dadurch wird der Klient gezwungen, über seine Vorurteile (eventuell aufgrund von Vorerfahrungen) sowie über normative Erwartungen, Verhaltensalternativen, eigene Bedürfnisse und Auffassungen, Arbeitsbedingungen oder Ausbildungsinhalte usw. vertieft nachzudenken. Er bekommt ein Bild von der Entstehung seiner Interpretationen, Bewertungen und Verhaltensweisen. Der Berater braucht sich nicht zu scheuen, auch ganz konkrete Warum-Fragen zu stellen (beachten Sie in diesem Zusammenhang aber die nächsten beiden Abschnitte!).

Beispiele:

- «Warum denkst du, dass die anderen das dumm finden?»
- «Warum verunsichert Sie das?»
- «Warum sagen Sie dann nichts mehr?»

Vorsicht vor Warum-Fragen!

Jede Antwort auf eine Warum-Frage kann wieder zu einem neuen «Warum» führen. Es ist schwierig festzulegen, wann nicht mehr weiter gefragt werden sollte. Im Allgemeinen lässt sich jedoch sagen, dass

- die Antwort in Verbindung zur Situation stehen muss, denn sie bildet einen Ausgangspunkt für die weitere Exploration
- die Antwort helfen soll, die Richtung der Problemlösung zu erkennen
- das Weiterfragen nicht dazu dienen darf, die Neugier des Beraters zu befriedigen oder seine Vorannahmen zu bestätigen.

Trotz dieser Empfehlungen ist es jedoch nicht einfach, eine klare und deutliche Grenze zu ziehen.

Variieren der Fragestellung

Damit das Gespräch nicht erstarrt oder wie eine bloße Befragung wirkt, sollte der Berater Abwechslung in die Fragestellungen bringen. So können sich zu viele Warum-Fragen in zu kurzer Zeit als ungünstig erweisen. Außerdem ist zu bedenken, dass Klienten manche Fragen nur schwer beantworten können oder dies vielleicht auch nicht wollen. Deswegen muss der Berater über Alternativen verfügen, um in geeigneter Weise Anreize für den Klienten setzen zu können. Viele Warum-Fragen lassen sich auch anders formulieren:

- Aus «Warum denkst du das» wird: «Woraus schlussfolgerst du das?»
- Aus «Warum verunsichert Sie das?» wird: «Können Sie von sich aus nachvollziehen, wodurch diese Unsicherheit entsteht?»
- Aus «Warum sagst du dann nichts mehr?» wird: «Du sagst dann offenbar nichts mehr ...?»

Alternative Formulierungen dieser Art können es dem Klienten erleichtern, eine Frage zu verstehen oder Hemmungen zu überwinden.

Fragen nach Alternativen

Zwar empfinden Klienten ihre Verhaltensweisen oft als unbefriedigend, sie wissen jedoch nicht, wie sie sich anders verhalten könnten. Ihr Verhalten gründet sich nicht auf eine Wahl aus mehreren Möglichkeiten, sondern kommt dadurch zustande, dass einkommende Reize nur auf eine einzige Weise gedeutet werden können und infolgedessen auch nur eine ganz bestimmte Verhaltensweise daraus resultieren kann. Ihr Blickwinkel ist stark eingeschränkt.

Bei solchen Klienten stoßen Warum-Fragen häufig auf Verständnislosigkeit. Denn für sie ist ihre Reaktion eine Selbstverständlichkeit, und die Frage nach der Ursache erscheint ihnen im Grunde genommen töricht. Für sie stellt sich ihr Verhalten als folgerichtig und «logisch» dar. Es gibt nur eine Antwort auf die Frage, und die ist selbstverständlich.

In solchen Fällen wird beispielsweise folgende Auffassung vertreten: «Wenn ein Fremder Sie anspricht, will er was von Ihnen.»

Es wird nicht gesehen, dass es auch andere Möglichkeiten gibt, das Geschehen zu deuten. Werden Situationen dieser Art geschildert, kann der Berater nach Alternativen fragen oder selbst welche anbieten (jedoch nicht zu viel und nicht zu schnell!).

Ein Beispiel:

Der Klient äußert die Interpretation: «Er wollte mir eine reinwürgen!»
Der Berater könnte nun fragen: «Könnte er auch eine andere Absicht gehabt haben?»

Ergänzen der vorläufigen Problemdefinition

Was in diesem Gesprächsabschnitt als Ursache des Problems erkannt wurde, muss nun der vorläufigen Problemdefinition hinzugefügt werden:

Ein Beispiel:

«Sie empfinden es als Problem, dass Sie immer eine Blockade haben, wenn Sie in der Arbeit Ihre Meinung im Rahmen einer Gruppe äußern sollen, in der sich auch Vorgesetzte befinden. Die Blockade kommt zustande weil Sie denken, dass man das, was Sie sagen, für töricht hält. Sie wollen das Risiko nicht eingehen, weil das schrecklich für Sie wäre. Außerdem haben Sie gesagt, dass Sie an Ihrem jetzigen Arbeitsplatz noch nie versucht haben, Ihre Auffassung zu äußern, weil es vor einigen Jahren an Ihrem vorigen Arbeitsplatz schon schiefgelaufen ist.»

12.6 Abschließen der Explorationsphase

Nach dem Durchlaufen der bisher besprochenen Schritte bleibt die Frage, ob die Einsicht in die Problemstruktur den Klienten dazu veranlasst, Maßnahmen zur Problemlösung zu ergreifen.

Im oben angeführten Beispiel versucht der Berater dem Klienten zu zeigen, worin sein Problem besteht. Auf diese Weise wird der Klient motiviert, aktiv zu werden und neue Verhaltensweisen zu erproben.

Zum Abschluss der Explorationsphase wird der Berater eine Zusammenfassung folgender Art geben:

«Sie sind enttäuscht über sich selbst, weil Sie bei Besprechungen in Gegenwart von Vorgesetzten Hemmungen haben, Ihre Meinung zum Ausdruck zu bringen. Sie haben Angst, als töricht dazustehen. Doch viel lieber würden Sie in den Sitzungen sagen, was Ihnen wichtig und richtig erscheint.»

Der Klient muss daraufhin abwägen, was er unternehmen will, und dabei den notwendigen Aufwand mit dem möglichen Nutzen vergleichen.

Grundsätzlich hat er in dieser Hinsicht vier Möglichkeiten:

- Er versteht seine Situation und möchte etwas dagegen tun; dazu braucht er aber die Hilfe des Beraters. In diesem Fall werden im nächsten Schritt Zielsetzungen formuliert und Maßnahmen geplant
- Er versteht seine Situation, sagt aber, dass er jetzt alleine zurechtkommt
- Er versteht seine Situation, meint aber, dass ihm der Aufwand im Vergleich zum Nutzen zu groß sei und lässt deswegen die Angelegenheit auf sich beruhen
- Er versteht seine Situation und gibt sich damit zufrieden.

Die einzelnen Schritte der Explorationsphase müssen nicht immer in der vorgestellten Reihenfolge ablaufen. In einer lebendigen Interaktion mit Klienten ergeben sich nahezu zwangsläufig Abweichungen und Sprünge. Der Berater sollte jedoch den Überblick behalten und von Zeit zu Zeit (relative) Ordnung schaffen, um Richtung und Verlauf des Gesprächs übersehen zu können. Dadurch wird die Gefahr vermindert, dass wichtige Gesichtspunkte nicht angesprochen werden, wodurch die Einsicht in die Problematik getrübt werden kann und es möglicherweise dazu kommt, dass Entscheidungen überhaupt nicht getroffen werden oder in die falsche Richtung gehen. In diesem Zusammenhang sei noch einmal ausdrücklich darauf hingewiesen, wie wichtig es ist, sorgfältig und in Ruhe zu explorieren.

Diskussionsfragen
1. Listen Sie auf, welche Gefühle, Erwartungen und Widerstände beim ersten Kontakt mit dem Berater auf Seiten des Klienten eine Rolle spielen können. Was könnten die Ursachen dafür sein?
2. Wie weit würden Sie beim Aufspüren der Ursachen für die Probleme des Klienten gehen?
   Wovon hängt Ihre Entscheidung ab?
3. Was würden Sie tun, wenn der Klient Einsicht in seine Problematik zeigt und selbst daran arbeiten möchte, Sie jedoch der Auffassung sind, dass er noch Hilfe benötigt?
4. Wie würden Sie auf Verhaltensbegründungen des Klienten reagieren, die Sie nicht akzeptieren können, zum Beispiel rassistische Aussagen?

Kapitel 13.
Techniken direktiven Charakters

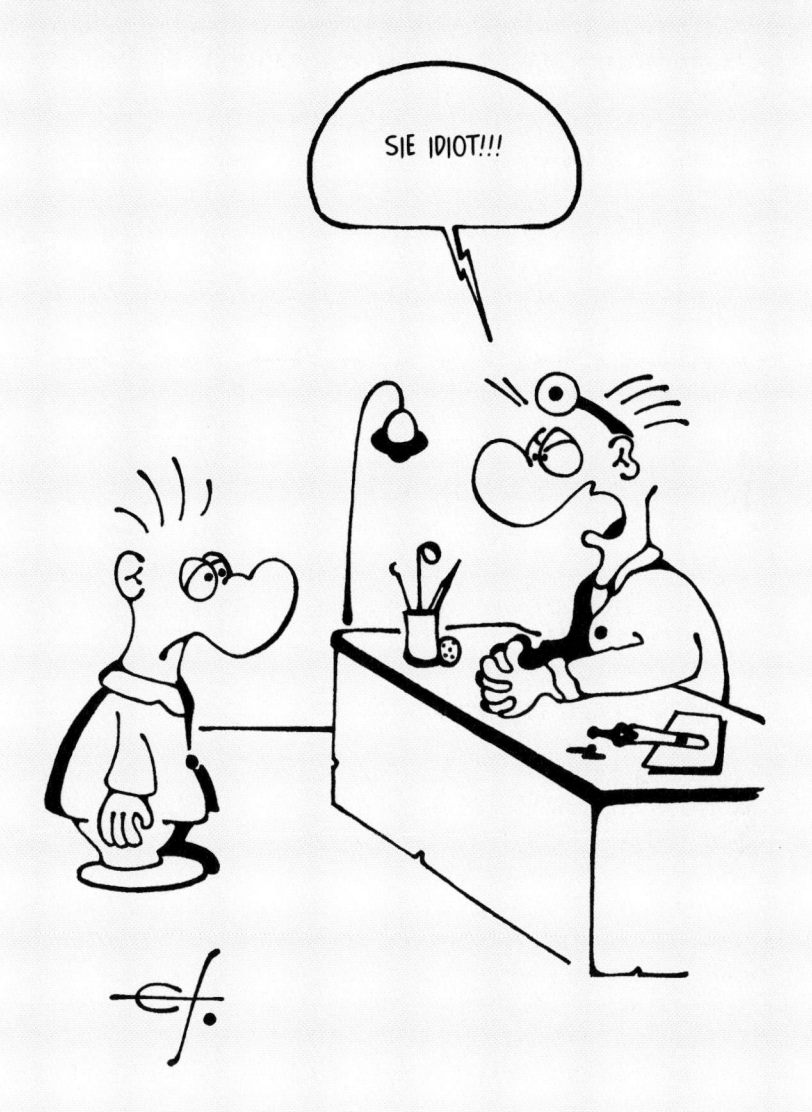

Bisher wurde davon ausgegangen, dass der Klient aus sich selbst heraus Einsicht in seine Problematik gewinnen kann und in der Lage ist, den «roten Faden» durch den Vergleich von rekonstruierten Situationen selbst zu erkennen. Er konnte Warum-Fragen beantworten, zwischen Aufwand und Nutzen abwägen und auf dieser Grundlage eine Entscheidung treffen.

Aus diesen Gründen war es dem Berater möglich, eine nondirektive Haltung einzunehmen und dem Klienten im Wesentlichen die Führung zu überlassen.

Häufig kommt es jedoch vor, dass Klienten sich gar nicht näher mit ihrer Problematik befassen wollen. In solchen Fällen sprechen wir von Widerstand.

Oft wissen Klienten auch wirklich nicht, wie ihre Problematik aussieht, oder meinen ganz ehrlich, dass sie selbst daran überhaupt keinen Anteil haben und es ausschließlich die anderen sind, die ihr Verhalten überprüfen sollten.

Manchen Klienten ist es auch peinlich, über ihr Problem zu sprechen.

All das sind Fälle, in denen der Berater nicht umhin kommt, mehr oder weniger direktiv zu intervenieren. Dabei tritt er aus dem Bezugsrahmen des Klienten heraus und muss deshalb darauf achten, dessen Situation nicht durch eigene Vorannahmen und Interpretationen einzufärben.

Die nachfolgend diskutierten Techniken sollten erst eingesetzt werden, wenn die nondirektiven wie das Stellen offener Fragen oder das Paraphrasieren nicht zum gewünschten Resultat führen. Wann genau es angebracht ist, dazu überzugehen, lässt sich allerdings nicht von vornherein festlegen; es handelt sich dabei um eine Frage der Einschätzung des bisherigen Beratungsverlaufes. Auf alle Fälle sollte man den Klienten schon etwas besser kennen.

Es folgt nun die Erörterung der Techniken Konfrontation, Direktheit, Selbstoffenbarung, Reflexion, Akzentuierung und Vorlegen von Interpretationen.

13.1 Konfrontation

Unter Konfrontation wird oft verstanden, jemanden hart anzugreifen und nicht mehr loszulassen. Der Berater bleibt dabei außer Reichweite des Klienten und nimmt keine Rücksicht auf dessen Belastungsfähigkeit. Mit Interventionen dieser Art helfen wir unseren Klienten aber bestimmt nicht weiter.

Konfrontation bedeutet vielmehr, unterstützendes Feedback zu geben. Wir möchten dem Klienten konkret aufzeigen, wo bei ihm Unstimmigkeiten im Bereich der Kognitionen, der Emotionen oder des Verhaltens vorliegen. Dabei gilt es, sachlich zu bleiben und sich in Form von Vermutungen zu äußern, um die jeweiligen Gesichtspunkte in einer für den Klienten akzeptablen Weise ansprechen zu können. Es muss eine als positiv empfundene «Aufdeckung» von Widersprüchen stattfinden, zum Beispiel von solchen zwischen Interpretation und Erleben oder zwischen Erleben und Verhalten. Dadurch kommt der Klient nicht umhin, über die Art und Weise, wie er Erlebtes wahrgenommen und geschildert hat, kritisch nachzudenken. Der Berater verfolgt damit die Absicht, dem Klienten dazu zu verhelfen, seinen Blickwinkel zu erweitern und seine Situation besser zu verstehen.

Einige Beispiele für Konfrontationen:

- «Sie sagen, dass Sie sehr wütend waren, aber das haben Sie in Ihrem Verhalten nicht gezeigt.»
- «Sie sagen, dass Sie sich für die Gruppe verantwortlich fühlen, aber trotzdem kommen Sie immer zu spät.»
- «Sie sagen, dass Sie mit den Reaktionen der Kollegen keine Probleme haben, aber ich sehe Verbitterung auf Ihrem Gesicht, wenn Sie darüber reden.»

Der Berater muss sich bei Konfrontationen auf das beschränken, was er gehört, verstanden oder wahrgenommen bzw. beobachtet hat. Er sollte dem Klienten die Widersprüche ohne Wertung vorlegen; schwingt allerdings leichtes Erstaunen in seiner Stimme mit, kann sich das förderlich auf den Gesprächsverlauf auswirken.

Es gibt noch eine Reihe von Interventionen, die Ähnlichkeit mit einer Konfrontation aufweisen. Meiner Auffassung nach handelt es sich dabei jedoch eher um Paraphrasierungen oder offene Fragestellungen:

Zum Beispiel:

- «Sie sagen, dass Sie keine Probleme damit haben, wenn andere Sie kritisieren, aber das glaube ich eigentlich nicht. Das hat keiner gern, auch ich nicht.»
- «Sie sagen, dass Sie sich immer für die Gruppe verantwortlich fühlen, aber dann müssten Sie auch rechtzeitig kommen. Vielleicht sollten wir Ihr Verantwortlichkeitsgefühl etwas relativieren, was meinen Sie dazu?»
- «Wie wütend müssen Sie werden, bevor Sie Ihre Gefühle zeigen?»

Eine Konfrontation ist eine Art Feststellung und kann vom Berater auch eingesetzt werden, um die Ich-Nähe zum Problem zu vergrößern.

Einige Beispiele dieser Art von Konfrontation:

- «Einerseits sagen Sie … andererseits aber auch …»
- «Sie haben jetzt zwei Dinge erwähnt, die ich nur schwer miteinander in Verbindung bringen kann, nämlich …»

- «Was ist jetzt das Allerwichtigste für Sie, dass Sie ... oder dass Sie ...»?

Wird zu hart, zu schnell oder mit zuviel Emotion konfrontiert, kann dies äußerst ungünstige Auswirkungen haben, zum Beispiel:

- Der Widerstand des Klienten wächst, und er verschließt sich.
- Das Vertrauen nimmt Schaden, weil sich der Klient nicht akzeptiert fühlt.
- Die Informationen des Klienten sind nicht mehr zuverlässig, weil er sagt, was der Berater seiner Meinung nach hören möchte.
- Der Klient verteidigt sich und beginnt zu rationalisieren, das heißt nach Argumenten zu suchen, um Recht zu bekommen.
- Der Klient greift an («Sie sehen das völlig falsch!»).
- Der Klient emotionalisiert; er zeigt sein «Leiden».

All diese Reaktionen aber bringen uns nicht weiter.

Zusammenfassend lässt sich sagen, dass der Klient durch eine Konfrontation nicht «festgenagelt» werden darf und dass keine Werturteile über seine Aussagen damit verbunden sein dürfen. Auch das Austragen von Machtkämpfen oder das Herauslassen von Ärger auf Seiten des Beraters muss unbedingt vermieden werden.

13.2 Direktheit

Direktheit verfolgt das Ziel, dem Klienten zu zeigen, wie sein Verhalten auf andere wirkt. Dabei können drei Formen unterschieden werden:

- Der Berater spricht die Interaktion zwischen sich und dem Klienten im Hier und Jetzt an. Zum Beispiel sagt er: «Ich habe das Gefühl, dass Sie mir nicht wirklich sagen, was Sie stört. Mir fällt auf, dass Sie immer wieder vom zentralen Punkt abschweifen.»
- Der Berater vergleicht im Hier und Jetzt die Selbsteinschätzung des Klienten mit seiner Fremdeinschätzung. Zum Beispiel sagt er: «Sie sagen, dass Sie es schwierig finden, Gefühle zu äußern, aber ich bin der Meinung, dass Sie das sehr spontan tun.»
- Der Berater versetzt sich in die Problemsituation des Klienten und teilt mit, wie dessen Verhalten auf ihn wirkt. Zum Beispiel sagt er: «Wenn Sie mir gegenüber soviel klagen würden, würde ich Sie wahrscheinlich auch nicht mehr besuchen.»

Direktheit regt den Klienten an, über sein Verhalten nachzudenken.

Weil alle Formen der Direktheit einen konfrontierenden Anteil besitzen gilt es, die im Abschnitt «Konfrontation» erörterten Gesichtspunkte auch in Zusammenhang mit Direktheit zu beachten.

Zusätzlich muss der Berater sich im Klaren darüber sein, dass er mitteilt, wie das Verhalten des Klienten auf ihn wirkt. Zwar kann er seine Wahrnehmung mit dem Klienten besprechen, muss dabei darauf achten, dass nicht alle Menschen das betreffende Verhalten so empfinden wie er. Dies wäre eine unzulässige Generalisation.

13.3 Selbstoffenbarung

Mit Selbstoffenbarung ist gemeint, dass der Berater eigene Erfahrungen in ähnlichen Situationen ins Gespräch einfließen lässt.

Ein Beispiel:

Der Klient erzählt davon, dass er einem Freund etwas im Vertrauen erzählte, dieser sich aber nicht an das vereinbarte Schweigen hielt. Auf die Frage des Beraters, welche Bedeutung Vertrauen für ihn habe, antwortet der Klient: «Ach, solche Sachen passieren eben!» Der Berater könnte nun eine ähnliche, selbsterlebte Geschichte erzählen und erwähnen, dass er sehr sauer auf seinen Bekannten war. Vielleicht teilt der Klient nach dieser Selbstoffenbarung doch etwas über seine tatsächlichen Gefühle mit.

In Fällen dieser Art kann der Berater als Vorbild für den Klienten wirken und ihm zeigen, dass die Äußerung von Gefühlen gestattet ist und man sich öffnen darf. Die Vertrauensbasis des Gesprächs wird dadurch ebenfalls gestärkt.

Auch bei der Selbstoffenbarung müssen einige Bedingungen erfüllt sein, wenn es nicht zu unerwünschten Effekten kommen soll:

- Es muss sich um eine Situation handeln, die der Berater tatsächlich erlebt hat.
- Der Klient muss sich in der geschilderten Situation wiedererkennen können. Dadurch kommt es zur Identifikation des Klienten mit der Situation, den Reaktionen des Beraters und den Folgen der Intervention.
- Der Berater darf die erzählte Situation nicht werten: «Ich hatte keine Probleme damit.»
- Der Berater darf keinen «Rollenwechsel» vornehmen: «Ich habe das auch schon erlebt, und ich wusste auch nicht so recht, wie ich damit umgehen sollte.»

- Der Berater muss nach dem Erzählen seiner Geschichte so schnell wie möglich die Situation des Klienten wieder aufgreifen. Deswegen empfiehlt es sich, die Geschichte nicht auszudehnen und sich auf das Wesentliche zu beschränken.

Die Selbstoffenbarung verliert ihren Effekt, wenn sie zu oft eingesetzt wird. Deshalb sollte sie dosiert und gezielt zur Anwendung kommen.

13.4 Reflexion

Unter Reflexion wird eine Technik verstanden, die große Ähnlichkeit mit der Paraphrasierung aufweist. Der Berater formuliert Gefühle und Gedanken, mit denen die Aussagen des Klienten unterlegt sind und die von ihm nicht ausgesprochen werden, obwohl sie große Bedeutung besitzen. Der Berater spiegelt den Klienten durch Umformulierung seiner Aussagen in tatsächliche Absichten. Meistens sind die Formulierungen des Beraters intensiver oder direkter als die Mitteilungen des Klienten. Der Klient erzählt etwas, und der Berater spricht die zugrundeliegende Bedeutung aus. Oft sagen Klienten nach der Reflexion denn auch: «Das wollte ich zwar nicht so direkt sagen, aber so ist es.» Umgekehrt besteht auch die Möglichkeit, dass der Berater, wenn der Klient in seinen Augen übertreibt, dessen Aussage relativiert und realitätsnäher formuliert.

Für beides jeweils zwei Beispiele:

Erhöhte Intensität

Klient: «Es ist nicht so schlimm, aber es ist jetzt schon das dritte Mal diesen Monat, dass ich seinen Dienst übernommen habe.»
Berater: «Sie haben das Gefühl, dass er Sie ausnützt.»

Oder:

Klient: «Ich finde es eigentlich nicht schön, dass er mich nicht gefragt hat.»
Berater: «Eigentlich sind Sie sehr sauer auf ihn.»

Stärkere Realitätsnähe

Klient: «Immer wenn er so etwas macht, könnte ich ihn ermorden!»
Berater: «Sie merken, dass Sie dann sehr ärgerlich werden.»

Oder:

Klient: «Eigentlich wundert es mich nicht, weil alle Lehrer autoritär sind.»
Berater: «Sie sind der Meinung, dass dieser Lehrer Sie nicht fair behandelt hat.»

Auch bei dieser Technik sind einige wichtige Gesichtspunkte zu beachten:

- Reflexion ist nicht das Gleiche wie die Äußerung von Annahmen. Der Berater muss sich vielmehr vergewissern, dass seine Beschreibung auch das widerspiegelt, was der Klient tatsächlich gemeint hat.
- Anhaltspunkte für eine Reflexion kann man finden, wenn man auch das nonverbale Verhalten des Klienten, die «paralinguistischen Aspekte» seiner Sprache und seine Schwerpunktsetzung beachtet.
- Reflexion heißt nicht Beruhigung: «Sie sagen, dass Sie ihn ermorden könnten, aber das ist natürlich nicht so. Sie sind nur verärgert.»
- Die Gefühle des Klienten müssen zuerst realitätsnah umformuliert werden, bevor der Berater seine eigenen Gefühle zur Situation mitteilt.
- Der Berater muss seine Reflexionen stets vom Klienten überprüfen lassen, denn sie bilden das Grundgerüst für die Fortsetzung des Gesprächs.
- Durch Reflexionen darf der Klient nie in Verlegenheit gebracht werden, so dass er sich «ertappt» fühlt.
- Das Reflektieren darf nicht übertrieben werden. Es «nagt» an der Motivation des Klienten. Außerdem gewinnt er möglicherweise den Eindruck, dass der Berater tief in sein Innerstes blicken kann, und geht deshalb auf Distanz.

13.5 Akzentuierung

Im Lauf der Rekonstruktion mehrerer Situationen kann es sich zeigen, dass ein Klient durchgängig die gleichen Situationsvariablen oder Themen einbringt. Zum Beispiel sieht er die Schuld stets bei anderen oder er führt nur Beispiele an, in denen sein Vater eine Rolle spielt.

Das Ansprechen oder Hervorheben derartiger Auffälligkeiten wird als Akzentuierung bezeichnet. Der Klient wird auf Gemeinsamkeiten in seinen Schilderungen hingewiesen und bekommt Gelegenheit, sie zu bestätigen oder zu relativieren. Oft wird er auch angeregt, Situationen einbringen, die er bisher nicht erwähnt hat, und auf diese Weise seine Ausführungen zu ergänzen.

Zwei Beispiele:

«Bei meinem Vater geht es mir zwar auch so, aber in der Schule ist es am schlimmsten!»
«Ich glaube, ich sehe mich schnell als Opfer.»

Auf diese Weise können sich Anhaltspunkte für den «roten Faden» ergeben. Gute Akzentuierungen beschleunigen die Einsicht des Klienten in seine Situation. Sie werfen ein anderes Licht auf seine Geschichte.

Auch hier einige wichtige Gesichtspunkte, die zu beachten sind:

- Der Berater muss innerhalb des Bezugsrahmens des Klienten bleiben. Denn Akzentuierung ist die selektive Wiedergabe einer oder mehrerer auffälliger Übereinstimmungen oder Themen in der Geschichte des Klienten.
- Akzentuierung ist etwas anderes als das Vorlegen einer Diagnose: «Sie reden viel von Ihrem Vater; ich glaube, da liegt Ihr Problem?»
- Akzentuierung kann stark steuern und sich suggestiv auswirken. Der Berater darf deshalb nicht zu schnell zu dieser Technik greifen, sondern muss dem Klienten genügend Spielraum lassen, sich in seiner Weise zu äußern.
- Akzentuierungen dürfen nur als Ich-Botschaft formuliert werden: «Mir fällt auf, dass Sie ...»; «Ich habe bemerkt, dass Sie jetzt dreimal erwähnt haben, dass ...»

13.6 Vorlegen von Interpretationen

Eine sehr direktive Art zu reagieren besteht darin, dem Klienten Interpretationen vorzulegen. Sie können sich auf verschiedenste Aspekte des Problems beziehen. Der Berater tritt dabei aus dem Bezugsrahmen des Klienten heraus und äußert Zusammenhänge oder Erklärungen, an die der Klient anscheinend nicht denkt. Dadurch kann Einsicht entstehen oder eine Bindung des Klienten an bestimmte Sichtweisen aufgelöst werden.

Ein Beispiel:

«Sie haben offensichtlich den Eindruck, dass Ihr Vorgesetzter Ihnen nicht vertraut und darum regelmäßig bei Ihnen vorbeikommt um zu kontrollieren, was Sie tun. Könnte es aber nicht auch sein, dass er einfach vorbeikommt, weil er wissen möchte, wie es Ihnen geht?»

oder:

«Sie sagen, dass Ihre Freunde Sie nicht beachten, weil Sie unkompliziert sind. Könnte es nicht auch sein, dass Sie Angst haben, mit ihnen in Streit zu geraten, wenn Sie mehr Ihren eigenen Bedürfnissen nachgehen?»

Interpretationen dieser Art können dem Gespräch in problematischen Situationen neue Impulse geben.

Die bei den anderen Techniken erwähnten Gesichtspunkte und Gefahren spielen auch hier eine Rolle: möglicherweise kommt es zu einer übermäßiger Steuerung, unter Umständen fühlt sich der Klient ertappt, oder die eigene Erfahrungen bzw. die «erwünschten Diagnosen» des Beraters bestimmen die Richtung des Gesprächs. Deshalb sollte auch diese Technik mit gebührender Zurückhaltung praktiziert werden.

Soweit einige Techniken, die angewendet werden können, wenn nondirektives Vorgehen allein nicht genügend Licht auf die Situation des Klienten wirft und die Exploration stagniert.

Der Berater muss sich allerdings darüber im Klaren sein, dass der ungeschickte Einsatz oder der falsche Zeitpunkt der Anwendung die Zusammenarbeit mit dem Klienten erschweren oder sogar unmöglich machen kann.

Diskussionsfragen

1. Wenn Sie sich die erwähnten direktiven Techniken vergegenwärtigen, können Sie dann sagen, welche davon Sie manchmal einsetzen und warum?
   Gibt es Gesichtspunkte, von denen Sie sagen müssen: «Das habe ich nicht beachtet?»
2. Welche Gefühle können bei Berater und Klient entstehen, wenn die erwähnten Techniken eingesetzt werden?
3. Welche Technik erscheint Ihnen am problematischsten und für wen (Berater oder Klient)?
4. Wie können Sie vermeiden, dass beim Einsatz dieser Techniken Ihr eigener Bezugsrahmen (Erfahrungen, Kenntnisse, Normen und Werte) zu stark mitspielt?

Kapitel 14.
Personalisierung

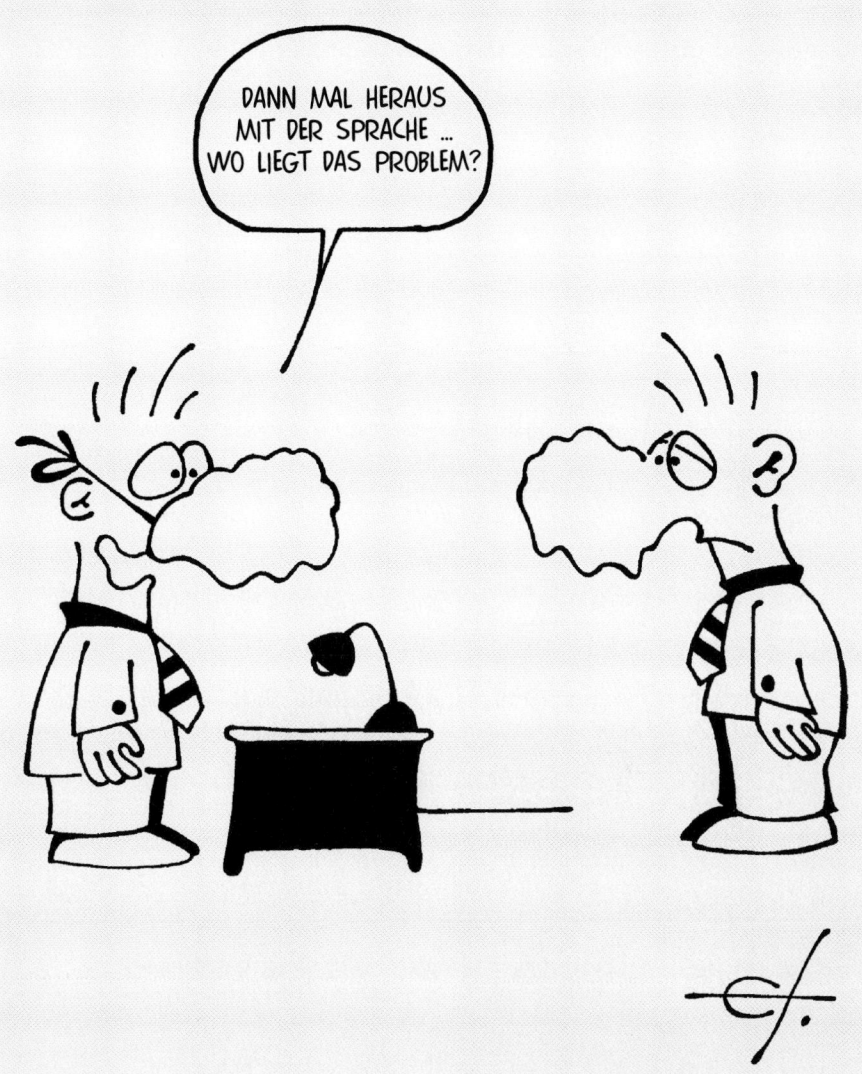

In den vorherigen Kapiteln wurde bereits mehrmals angesprochen, dass manche Klienten allgemein gehaltene Aussagen über ihre Problematik bevorzugen. Sie formulieren ihr Problem so, als ob es nicht ihres sei, sondern alle Menschen betreffen würde: «Das sind schwierige Situationen»; «Niemand findet das einfach»; «Das lässt niemanden kalt».

Im Abschnitt 12.6 über den Abschluss der explorativen Phase (Bilanz erstellen und entscheiden, ob eine Aktion stattfindet) habe ich zudem erwähnt, dass die Problemsituation so formuliert werden muss, dass der Klient sich wiedererkennen kann. Die Formulierung muss individuell auf den Klienten zugeschnitten werden. Dieses präzise In-Beziehung-Setzen der Problemsituation mit der Person des Klienten trägt die Bezeichnung «Personalisieren». Es ist Aufgabe des Beraters, genau zu beschreiben, was das Problem für diesen Klienten bedeutet, wie er sich dabei fühlt und welche Verhaltensalternative er am liebsten ergreifen möchte.

Die Technik des Personalisierens wurde von Carkhuff u. a. in dem Buch «The Art of Helping» (1977) eingeführt und beschrieben. In diesem Kapitel werden wir sie genauer betrachten.

Den Ausgangspunkt bildet die Frage, unter welchen Voraussetzungen sich ein Klient neue oder zumindest veränderte Verhaltensweisen aneignen kann. Denn darin besteht der hauptsächliche Zweck einer Beratung.

Möchte ein Klient sein Verhalten ändern, muss er zuerst seine Ausgangslage abstecken können und erkennen, worin die Stärken und Schwächen seines Verhaltensrepertoires liegen. Er muss sich über sich selbst Klarheit verschaffen und seine Beziehung zur Umgebung untersuchen. Dadurch gewinnt er tiefere Einsicht in die Grundlagen seines Verhaltens, und das wiederum ist der erste Schritt zur Verhaltensänderung.

Ohne eine derartige Analyse macht es keinen Sinn, Verhaltensänderungen anzustreben oder durchführen zu wollen.

Das Personalisieren umfasst demnach zwei Hauptziele:

- Der Klient soll sich besser kennenlernen und dadurch in die Lage versetzt werden, sich in Zukunft in Situationen, wie sie im Verlauf der Beratung rekonstruiert wurden, angemessener zu verhalten;

- Der Klient soll den Unterschied zwischen seinem jetzigen Verhalten oder Sein und dem erwünschten Verhalten oder Sein erkennen.

Das Personalisieren umfasst vier Stufen: die Personalisierung von Erfahrungen, Problemen, Gefühlen und Zielen.

14.1 Personalisierung von Erfahrungen

Oft reden Klienten zunächst davon, was andere in der Problemsituationen tun («Sie geben mir keine Chance!»).

Der Berater könnte daraufhin folgendermaßen paraphrasieren: «Sie sind verärgert, weil man Ihnen eine tolle Chance vermasselt hat.»

Ein Feedback dieser Art ist deswegen geeignet, weil noch nicht deutlich geworden ist, welchen Anteil der Klient an der Problemsituation hat.

Bei der Personalisierung von Erfahrungen sucht der Berater nach Formulierungen, die die Bedeutung der Situation in Zusammenhang mit der Person des Klienten bringen.

Ein Beispiel:

«Sie sind verärgert, weil Sie durch Ihr Zögern eine tolle Chance verpasst haben.»

Der Berater wird sich auf allgemein gehaltene Aussagen, die vordergründig vom Klienten gebracht werden, konzentrieren. Art und Form sagen nämlich etwas darüber aus, wie der Klient die Problemsituationen interpretiert. Sieht er die «Schuld» nur bei anderen, gilt es, diese Gemeinsamkeit zu berücksichtigen und Einstellungen dieser Art zu relativieren (ähnlich wie im Zusammenhang mit dem «roten Faden» in Kapitel 12).

14.2 Personalisierung von Problemen

Wenn klar geworden ist, warum der Klient die angesprochene Situation als schwierig empfindet, also ihre Bedeutung für sich beschrieben hat, kann der nächste Schritt erfolgen. Er besteht darin, den Klienten zu der Einsicht zu führen, welche Defizite bei ihm momentan vorhanden sind, sei es im Umgang mit seinen Gefühlen oder im Verhaltensrepertoire.

Anders gesagt: Inwiefern verursacht der Klient seine Probleme selbst?

Vom Klienten wird dabei verlangt, die Verantwortung für sein Handeln selbst zu übernehmen und es nicht im Übermaß von anderen abhängig zu machen. Er soll der Frage nachgehen, wo die Eigenanteile am Problem liegen. Zu diesem Zweck wird das Gespräch grundsätzlich auf die Defizite des Klienten und weniger auf die sonst noch an der Situation beteiligten Personen abgestellt.

Der Berater sagt zum Beispiel: «Sie sind verärgert, weil Sie sich nicht durchsetzen können.»

Unter Umständen kann der Berater auch direktive Techniken (Kapitel 13) einsetzen, um Defizite im Verhaltensrepertoire des Klienten aufzudecken. Ich möchte an dieser Stelle jedoch nochmals betonen, dass diese Techniken nur Ausnahmen darstellen und die Wertschätzung des Klienten und das Verständnis für ihn dabei unbedingt aufrechterhalten werden müssen.

14.3 Personalisierung von Gefühlen

Nachdem die Bedeutung der Erfahrung sowie das Problem personalisiert sind, ist es wichtig festzustellen, ob sich dadurch Gefühle des Klienten verändert haben. Der Berater kann fragen, wie sich der Klient jetzt fühlt, nachdem er sein Defizit entdeckt hat. Hat diese neue Sichtweise den Klienten in eine andere Stimmungslage gebracht?

Zu diesem Zweck können ähnliche Formulierungen wie beim Personalisieren des Problems eingesetzt werden, zum Beispiel: «Sie sind unzufrieden mit sich selbst, weil Sie es nicht schaffen, ihm zu erklären, was Sie von ihm erwarten.»

Der Berater kann den Klienten aber auch direkt nach seinen Gefühlen fragen: «Was bedeutet es für Sie, das zu wissen?» oder: «Hatten Sie gedacht, dass sich die Situation so darstellen könnte? Was halten Sie davon?»

14.4 Personalisierung von Zielen

Als letzter Schritt muss noch festgelegt werden, wie sich der Klient gerne selbst sehen möchte oder welche Verhaltensalternativen er am liebsten ergreifen würde. Dazu muss eine Trennungslinie zwischen dem momentanen und dem zukünftigen, erwünschten Verhalten gezogen werden, denn letzteres bildet den Gegenpol zum personalisierten Problem. Anders formuliert: Das angestrebte Verhalten ist das Gegenteil des Verhaltens in der Problemsituation.

Eine geeignete Intervention des Beraters könnte sein: «Sie sind unzufrieden mit sich selbst, weil Sie nicht energisch genug sind, dies aber in solchen Situationen gerne sein möchten.»

Das Personalisieren ist von ausschlaggebender Bedeutung dafür, dass der Klient seine Selbsteinschätzung weiterentwickelt und Einsicht in die Grundlagen seines Verhaltens gewinnt. Als Voraussetzung dafür muss er dazu gebracht werden, für ihn problematische Erfahrungen mit dem eigenen Erleben und den eigenen Verhaltensmöglichkeiten in Verbindung zu bringen. Für den Klienten ist es wichtiger zu erkennen, dass es sein Problem ist, als zu wissen, worum es sich dabei genau handelt. Er sollte angeregt werden, etwas zu unternehmen.

Diskussionsfragen
1. Welche Bedingungen müssen erfüllt sein, damit ein Berater die Technik des Personalisierens einsetzen kann?
2. Welche Fehlerquellen können Sie im Hinblick auf diese Technik nennen?
3. Ist es notwendig, die einzelnen Schritte der Personalisierung in der beschriebenen Reihenfolge zu durchlaufen? Begründen Sie Ihre Antwort.
4. Wie würden Sie es empfinden, wenn jemand diese Technik bei Ihnen anwenden würde?

Quellenverzeichnis

Birkenbihl, V.: Kommunikationstraining. mvg-Verlag, Landsberg am Lech (1998).
Mason, B.: Die Übergabebesprechung; eine systemische Perspektive. Hans Huber, Bern (2000).
Muijsers, P.: Fertigkeitenunterricht für Pflegeberufe. Ullstein Mosby, Wiesbaden (1997).
Schulz von Thun, F.: Miteinander Reden 1 & 2. Rowohlt, Reinbek bei Hamburg (1996).
Simon, F., Simon, Ch.: Zirkuläres Fragen. Carl-Auer-Systeme Verlag, Heidelberg (1999).
Watzlawick, P.: Wie wirklich ist die Wirklichkeit? Piper, München (1998).
Zimbardo, P.G.: Psychologie. Springer, Berlin (1983).

Sachwortverzeichnis

Aggressivität 137
Akzentuierung 183
Akzeptanz 47
Antworten 78
Aspekte, paralinguistische 37
Assertivität 135
– Bedeutung 137
– Hemmnisse, situationsbedingte 139
– Merkmale 143
Aufmerksamkeit 24
Aussehen 38

Beziehungsebene 34
Blickkontakt 48
Botschaften, unklare 21

Desinteresse 52
Deutlichkeit 79
Direktheit 180
Distanz 40

Empfänger 23
Exploration 146

Feedback 121
– Bedeutung 123
– Beobachtungsliste 132
–, bewusst/unbewusst 125
–, formell/informell 125
– Nachfrage/spontan 125
– Regeln/empfangen 129
– Regeln/geben 126
–, verbal/nonverbal 124
Fertigkeiten 12
Fragen 69
– Bedeutung 70
–, explorative/E-in, E-ex 76
– Fragetypen 75
– Funktionen 71
– Missverständnisse 74
– Nachfragen 77
–, offene/geschlossene 75

Gefühle/äußern 111
– Aspekte 114
– Bedeutung 113
Gefühle/erfragen 115, 190
– Fehlerquellen 117
– Klärung 116
Generalisieren 26
Gestik 39

Halo-Effekt 27
Hörverhalten/Zuhören 45
– Bedeutung 46
– Beobachtungsliste 55
– Fehlerquellen 52
– Grundprinzipien 47
–, gutes 48
Horn-Effekt 27

Identifikation 27, 35
Inhaltsebene 34
Interpretationen/Vorlegen 184
Interpretieren/Wahrnehmen 18
– Einflussfaktoren 19
– Fehlerquellen 25
– Fehlervermeidung 28

Körpersprache/-haltung 32, 38
Kommunikation 17
Kommunikationsprozess 18
Konfrontation 178
Konkretisieren 83
– Bedeutung 85
– Fehlerquellen 92
– Funktionen 86
– was und wie 88

Lokalisieren s. Problemfaktoren

Meinungen/eigene 97
– Aspekte 100
– Bedeutung 98
– Beherztheit 102

- Ehrlichkeit 103
- Präsentation 101
Meinungen/erfragen 104
- Bedeutung 105
- Fehlerquellen 107
- Klärungen 106
Mimik 40
Motorik 38

Nähe 40
Norm 27

Ordnung 59

Paraphrasieren 62
Prägnanz 20, 22
Personalisierung 188
- Erfahrungen 189
- Gefühle 190
- Probleme 189
- Ziele 190
Problemfaktoren/Lokalisieren 163
- Abschließen/Explorationsphase 175
- Ansprechen/Problematik 167
- Faktoren/problemverursachende 169
- Gesprächseinleitung 166
- Rekonstruktion 168
- Verstehen 172
Problemsituationen/Rekonstruktion 145
- Bewertungen/Interpretation 154
- Elemente/situationsbestimmend 151
- Gesichtspunkte 157
- Verhalten/situationsgebunden 151
Projektion 27

Reflexion 182
Rekonstruktion s. Problemsituationen
Relevanz 79
Respekt 48
Rückkoppelung s. Feedback
Selbstbild 137
Selbstoffenbarung 181
Sender 21
Sprechweise 37

Stereotypisierung 26
Stille 42
Subassertivität 137
Techniken, direktive 177
Toleranz 48

Validität 78
Verhalten, assertives 135
Verhalten, nonverbales 32
- Aspekte 37
- Bedeutung 33
- Funktionen 35
Verhalten, situationsspezifisch 139, 151
Verhalten, verbales 22, 36
Vielredner 61
Vollständigkeit 79

Wahrnehmen 15;
s. auch Interpretieren
- Bedeutung 17
Weiterfragen 49
Wiederholen 62

Zonen 40
-, intime 41
-, öffentliche 41
-, persönliche 41
-, soziale 41
Zuhören 45; s. auch Hörverhalten
Zusammenfassen 57
- Bedeutung 59
- Beobachtungsliste 68
- Fehlerquellen 66
- Funktionen 59
- Regeln 64
- Wiedergabe 62